U0388806

图说二十四节气导引养生法

张明亮 著

协助整理
代金刚　李云宁　王颖辉

绘图摄影
田文彬　张国凡

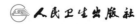
人民卫生出版社

图书在版编目（CIP）数据

图说二十四节气导引养生法 / 张明亮著. -- 北京：
人民卫生出版社，2018

ISBN 978-7-117-26955-1

Ⅰ.①图… Ⅱ.①张… Ⅲ.①养生（中医）–图解
Ⅳ.①R212-64

中国版本图书馆 CIP 数据核字（2018）第 130809 号

人卫智网	www.ipmph.com	医学教育、学术、考试、健康，购书智慧智能综合服务平台
人卫官网	www.pmph.com	人卫官方资讯发布平台

图说二十四节气导引养生法

著　　者：张明亮
出版发行：人民卫生出版社（中继线 010-59780011）
地　　址：北京市朝阳区潘家园南里 19 号
邮　　编：100021
E - mail：pmph @ pmph.com
购书热线：010-59787592　010-59787584　010-65264830
印　　刷：北京盛通印刷股份有限公司
经　　销：新华书店
开　　本：787×1092　1/32　印张：6
字　　数：84 千字
版　　次：2018 年 9 月第 1 版　2021 年 2 月第 1 版第 2 次印刷
标准书号：ISBN 978-7-117-26955-1
定　　价：39.80 元

打击盗版举报电话：010-59787491　E-mail：WQ @ pmph.com
（凡属印装质量问题请与本社市场营销中心联系退换）

扫描二维码观看书中视频流程

第 1 步

扫描下方二维码下载"约健康"APP

第 2 步

注册登录"约健康"

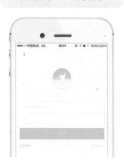

第 3 步

点击扫一扫

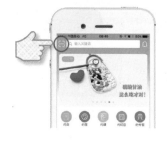

第 4 步

扫描每篇篇首二维码，观看视频

前言

2014年4月由人民卫生出版社出版的《二十四节气导引养生法——中医的时间智慧》一书，受到了业界及广大读者的一致好评，并于2015年12月入选了由原国家新闻出版广电总局评定的"首届向全国推荐中华优秀传统文化普及图书"。随着2016年11月30日"二十四节气——中国人通过观察太阳周年运动而形成的时间知识体系及其实践"正式被列入联合国教科文组织人类非物质文化遗产代表名录，二十四节气及相关知识与内容——这一古老的优秀传统文化受到了世人的瞩目，并焕发出了更加绚丽的光彩。

为了更好地传承中国优秀传统文化，传播古老的中医、导引、养生智慧，进一步推广、普及二十四节气导引养生法，人民卫生出版社于2017年6月将《二十四节气导引养生法——中医的时间智慧》一书升级为大开本、大字体、彩图视频版之后，又与我们共同策划了《图说二十四节气导引养生法》，也就是现在您所看到的这本书。本书对每一个节气导引养生法都做了"一句话"的高度概括，并从导引图解、医理功用、节气养生三个方面对每一式导引都做了详尽的介绍，是对之前《二十四节气导引养生法——中医的时间智慧》一书的再次萃取与凝炼，因此成书更为小巧轻便，目的是希望更多人，尤其是平时工作繁忙、读书时间较少的人进行阅读和习练。本书采用了富媒体增值的方式，读者扫描书中二维码即可观看视频，便于随时随地利益身心、增进健康。

本书编写过程中，代金刚、李云宁、王颖辉三位中医学博士对本书的文字整理及校对做了大量的工作，张国凡、田文彬担任摄影，尤其是田文彬还为本书专门绘制了多幅生动的插画，在此对于他们的辛勤劳动表示衷心的感谢！

张明亮 谨识

2018 年 5 月于山西太原

目 录

请扫描二维码，
观看演示视频
第一式
立春叠掌按髀式

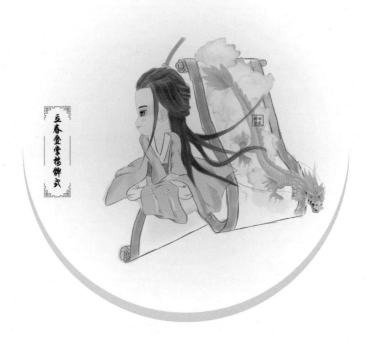

立春叠掌按髀式

立春叠掌按髀式

阳气生发，迎接新一岁

立春，是二十四节气中的第一个节气，也是春季的第一个节气，一般从每年的 2 月 5 日前后开始，到 2 月 20 日前后结束。立春之名的涵义即是春季的开始，虽然在这个节气中，我们还不能够真正感受到春天的到来，但气温、日照、降雨都有上升、增多的趋势。

对人体而言，**春气通于肝，此时应该升发肝胆之气，以应春生、春升的自然规律，节气导引动作立春叠掌按髀式通过转头、两手下按可以起到升发阳气的作用**，顺应本节气的特点。

一、导引图解

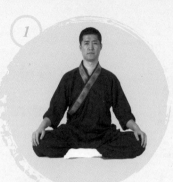

正身端坐，两手覆按两膝

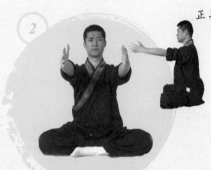

中指带动两臂前伸至与肩
相平，两臂平行，指尖向
前、掌心相对

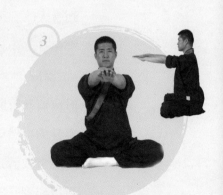

两臂内旋，转掌心向下并
顺势叠掌，左下右上，指
尖向前

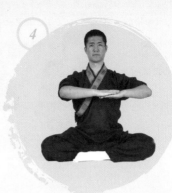

屈肘收臂，两掌摩转并收
至左乳前，左掌指尖向
右，右掌指尖向左，掌心
向下

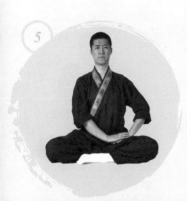

两掌垂直下按至左大腿
根部

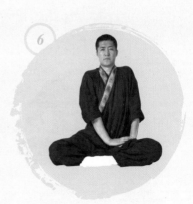

两肩上耸，同时两掌继续
下按到最大幅度

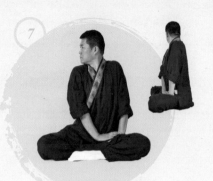

头颈右转至极限，目视右侧

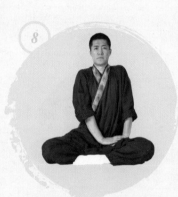

头颈转回正前，目视前方

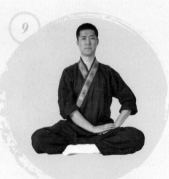

松肩松臂，全身放松

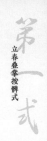

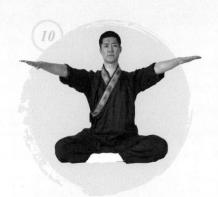

两臂向体前左右 45° 侧伸
至与肩相平，掌心向下，
目视前方

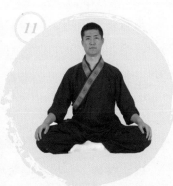

沉肩、坠肘、松腕、舒
指，两臂下落、两手还原
至覆按两膝，目视前下
方，呼吸自然，全身放松

进行对侧练习，动作相
同，左右方向相反

左右各做一次为一遍，共
做三遍

二、医理功用

1. 可有效预防和治疗颈椎病、手臂酸痛等不适，放松肩、臂和背部肌肉。

2. **两臂前起时注意力放在手大指，将大指翘立则肺脉开合适度，有利于调节手太阴肺经之气。** 又因为肺主一身之气，故有助于全身之气的提升，顺应春季生发的特点。

3. "一切从头开始"，立春是二十四节气中第一个节气，**转头有将阳气提升至头部的作用，同时进行耸肩，有利于在提升阳气的同时，防止气上升太过而出现头昏脑胀、呼吸急促等现象。**

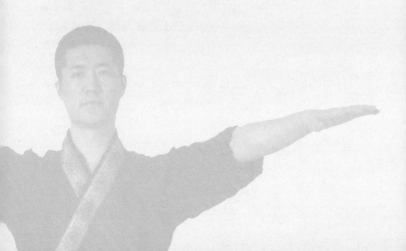

三、节气养生

《黄帝内经》中说春季应该夜卧而早起，可以经常在广阔的庭院或地方散步，头发也不应紧束，而应该散开；并且春天是生的季节，所以在日常生活中也应尽量跟随这点，避免杀生、惩罚、夺取等行为。

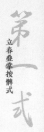

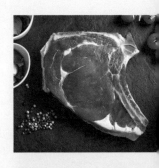

立春阳气升发，饮食宜食用具有升发特性的食物，如：韭菜、豆芽、香椿、春笋等。另春季与肝脏相应，应多吃有利于肝脏的食物，如：粳米、玉米；牛肉、动物肝脏；干

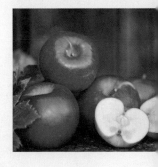

贝、海带；生姜、葱白、洋葱、荠菜、萝卜、白菜；苹果、李子、木瓜；大枣、葵花籽、芝麻；蜂蜜、饴糖、牛奶等。

立春节气，可对手少阳三焦经的阳池穴、外关穴、肩髎穴、翳风穴等进行按跷，按摩及导引的具体方法请参见笔者即将出版的新书《二十四节气经穴按跷法》，此处从略，下同。

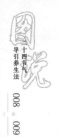

请扫描二维码，
观看演示视频
第二式
雨水昂头望月式

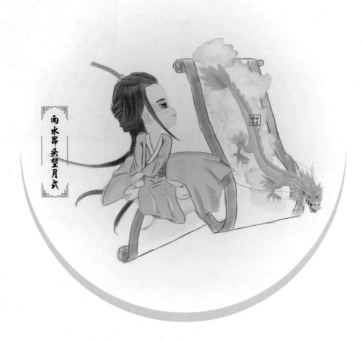

雨水昂头望月式

雨水昂头望月式

东风化雨，舒展筋骨从头开始

雨水，是二十四节气中的第二个节气，也是春季的第二个节气，一般从每年 2 月 20 日前后开始，到 3 月 5 日左右结束。雨水节气，气温回升、冰雪融化、降水增多，故名为雨水。此时，天地的阴阳之气产生明显的升降变化，地气上升为云，而天气下降为雨。

对于人体小宇宙而言，身体内的所有水液，包括唾液、汗液、泪液等分泌，也就是中医所说的津液，其实都与自然界的雨水有异曲同工之妙，津液的量或分泌是否正常都直接影响到我们的身心健康。**雨水导引术通过头的俯仰练习和身体的整体动作，有提升体内气机、调节水液循环的作用，令全身温暖柔软，微微汗出，如同雨水节气中自然界的变化。**

一、导引图解

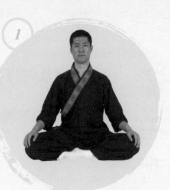

正身端坐，两手覆按两膝

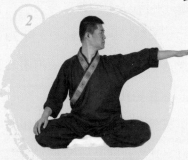

左臂向左伸展成侧平举，掌心向下，同时头颈左转，目视左掌

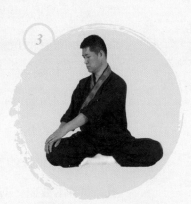

左掌经体前划弧，轻按于右手背，目视左掌

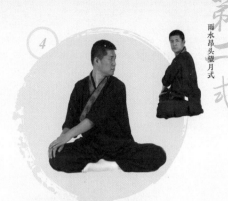

头颈左转至极限，目视
左侧

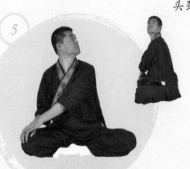

下颌向上抬起，如昂头望
月，目视远方

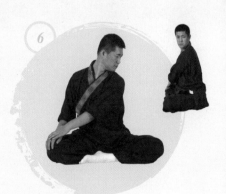

收下颌、顶百会，低头拔
背，如俯身观海，目视
下方

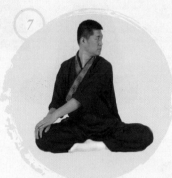

百会领动，头颈竖直，目
视左侧

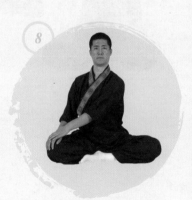

头颈转回正前，目视前方

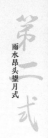

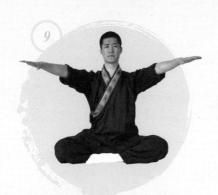

两臂向体前左右 45° 侧伸
至与肩相平，掌心向下，
目视前方

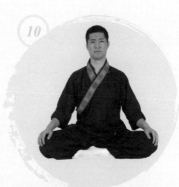

沉肩、坠肘、松腕、舒
指，两臂下落、两手还原
至覆按两膝，目视前下
方，呼吸自然，全身放松

进行对侧练习，动作相
同，左右方向相反

左右各做一次为一遍，共
做三遍

二、医理功用

1. 可促进全身，特别是手臂、颈项部位的气血运行，驱散体内经历一个冬季所蕴含的风寒之气，动作以上肢为主，能有效防止风寒邪气内陷或春季温病的发生。

2. 通过头颈上下、左右的运动，使肩、颈、背部肌肉、筋骨得到充分的锻炼，可以有效预防肩肘、颈椎疾病发生。

3. 动作中身体左右拧转的练习，可使身体两侧胁肋筋骨得到充分锻炼，进而有效调节肝气的运行，而头的俯仰练习则使体内气机得以升降和畅。

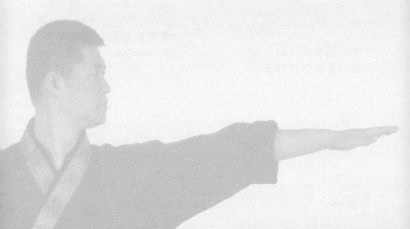

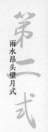

三、节气养生

雨水节气，少去了冬日的寒冷，降水增多，天气虽然逐渐转暖但变化不定，是全年寒潮出现最多的时节之一。变化无常的天气，很容易引起人的情绪波动，乃至心神不安，影响人的身心健康，对高血

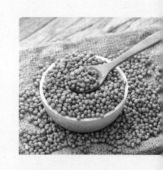

压、心脏病、哮喘患者更是不利。应采取积极的精神调摄养生锻炼法，保持情绪的稳定对身心健康有着重要的作用。保持心平气和，使肝气不横逆，使脾胃安宁。同时静心养气，既不会扰乱心血，也不会损耗心气，使心气充和，进而滋养脾脏，养脾得以健胃。

饮食方面应以和肝养胃，健脾益气为主，特别要注意肝气的疏泄顺达，以免肝木疏泄太过伤及脾胃，可多吃莲子、百合、淮山药、薏米、绿豆、红枣、枸杞子等。

与立春节气一样，雨水季节可以多对手少阳三焦经的阳池穴、外关穴、肩髎穴、翳风穴等进行按跷。

请扫描二维码，观看演示视频

第三式

惊蛰握固炼气式

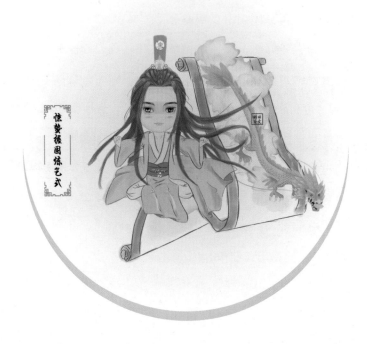

惊蛰握固炼气式

惊蛰握固炼气式

益气养肺，又可调肝

第三式

惊蛰，是二十四节气中的第三个节气，也是春季的第三个节气，一般是从每年的 3 月 5 日前后开始，到 3 月 20 日前后结束。惊蛰，古代也称为启蛰，意为蛰伏了一个冬季的动植物在此时甦醒，开启了新一年度的生长。另外，此时地面阳气逐渐上升，与天空较冷的阴气交汇，冷热空气骤然相交而生成雷，"春雷响，万物长"之说，概由此而来。

对于人体而言，从生理学角度来看，**握固炼气式通过握固以及展肩、扩胸、收腹、提肛、闭气等一系列导引方法，促使体内的"先天真气"与吸入体内的"后天清气"在胸中交汇融合，进而起到"后天"滋养"先天"的作用**，属于丹医、丹功中所讲降龙伏虎、水火既济、金水相生的方法。从病理学角度来看，人体咳嗽、打喷嚏、颤抖的机理皆与自然界打雷之理相通。

一、导引图解

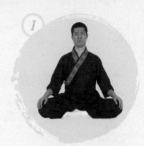

正身端坐，两手覆按
两膝

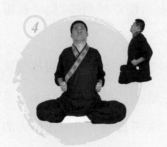

小指带动两臂向左右45°
侧伸至与肩平，同时两臂
内旋转掌心向外，小指在
上，拇指在下，目视前方

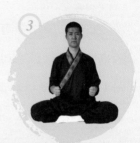

拇指内屈并轻抵无名指根
"风窍"，其余四指依次
"握固"成拳，同时两臂外
旋转掌心相对，并屈肘收
臂于身体两侧，拳眼向上

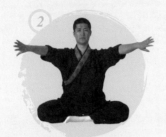

两肘后顶，依次展肩扩
胸、收腹提肛、含肩缩
项，略停

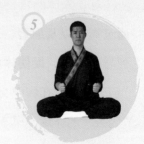

头颈竖直，全身放松，
目视前方

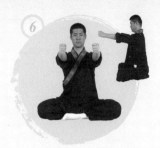

两臂前伸至与肩平，力达拳面，同时收下颌、顶百会、收腹提肛，目视前下方，略停

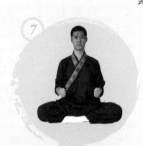

头颈竖直，屈肘收臂，全身放松，目视前方

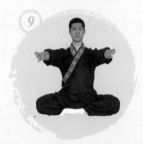

两拳由小指依次伸直变掌，同时两臂内旋，并带动手臂向体前左右45°侧伸至与肩相平，小指在上，拇指在下，掌心向外，目视前方

重复动作4～7为一遍，共做三遍

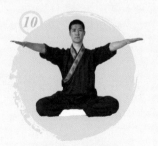

两臂外旋，转掌心向下

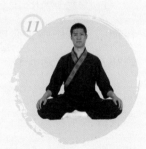

沉肩、坠肘、松腕、舒指，两臂下落，两手还原至覆按两膝，目视前下方，呼吸自然，全身放松

二、医理功用

1. 人体大指属肺，主气，藏魄；无名指属肝，主血，藏魂，无名指靠近中指一侧为肝脏"风窍"所在。所以，本式动作中的"握固"手印具有肝肺并练、调和气血、安魂固魄的功效；像关上房门一样，可以静心安魂，有助固护精气，明目延年。若在睡眠时进行握固的练习，更有宁心安神、提高睡眠质量的效果。

2. 该动作可展肩扩胸，具有补肺炼气的作用，能增强人体防风、防寒的能力。

3. 惊蛰导引法配合逆腹式呼吸，令先后二天之气在胸中交汇融合，有助于心肾相交，促进新陈代谢，培补元气、保健益寿。

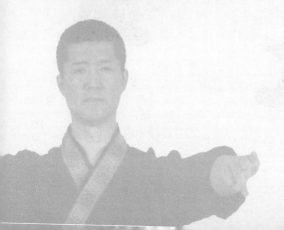

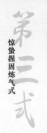
三、节气养生

惊蛰过后万物复苏，人体的肝
阳之气渐升，阴血相对不足，养生
也应顺乎这种生理特点，并且春季
与肝相应，如养生不当则可伤肝，
现代流行病学调查亦证实，惊蛰属
肝病的高发季节，所以需注意使自

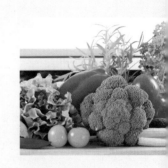

身的精神、情志、气血皆如春日一样舒展畅达，生机
盎然。此外，流感、流脑、水痘、带状疱疹、流行性
出血热等传染性疾病在这一节气都易流行爆发，因此
要注意严防。

在饮食方面，惊蛰时节饮食起居应顺肝之性，避
免油腻食物，多食用当季的新鲜蔬菜、绿叶菜，如春
笋、菠菜、芹菜、油菜、水萝卜等，饮食以清淡为
主，刺激性的香料如辣椒、葱蒜、胡椒也应少吃，以
免令肝阳上亢。

在惊蛰节气时，适宜对手阳明大肠经的合谷穴、
曲池穴、肩髃穴、迎香穴等进行按跷。

请扫描二维码，
观看演示视频
第四式
春分排山推掌式

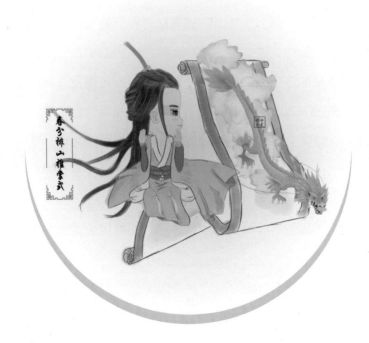

春分排山推掌式

春分排山推掌式

左右平衡，调阴阳

春分，是二十四节气中的第四个节气，也是春季的第四个节气，一般是从每年的 3 月 20 日前后开始，至 4 月 5 日前后结束。**春分，是一年当中阴阳最为平衡的一个节气，此时气候平和、昼夜相等，故成为历代养生家最为重视的节气之一。**

对于人体而言，此时应使肝肺平衡、心肾相交，以平为期，与春分之气相应。**春分导引术中的动作都讲究中正平和，无论左转还是右转，都是正前正后、正左正右的要求，并且转头与推掌的动作相互制约、相互牵引，**其理亦源于此。

一、导引图解

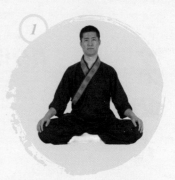

正身端坐，两手覆按两膝

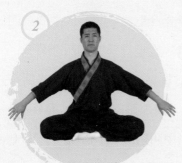

两臂侧伸至掌心约与肚脐
相平，小指在上、大指向
下、掌心向后，目视前方

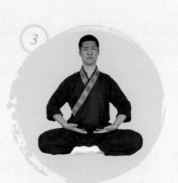

两臂外旋并向前划弧，然
后屈肘收臂、两掌捧于腹
前，掌心向上，指尖相对

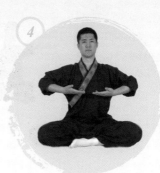

两掌缓缓上托至胸前约
与两乳同高

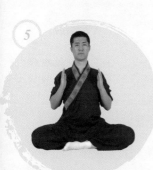

落肘夹肋，顺势立掌于
肩前，掌心相对，指尖
向上

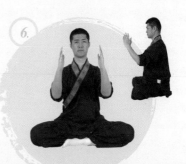

先展肩扩胸，再沉肩、伸
臂、推掌，两臂平行，与
肩同高，掌心向前、力达
掌根

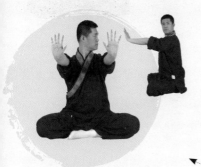

同时头颈左转，目视
左侧

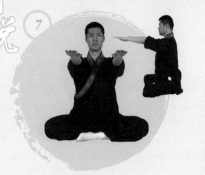

7

指尖远伸，转掌心向下、
指尖向前，同时头颈转回
正前，目视前方

8

沉肩、坠肘、松腕，臂掌
收至肩前，然后再立掌、
展肩、推掌，头颈右转，
动作同前，左右方向相反

9

头颈转动左右各做一次为
一遍，共做三遍

10

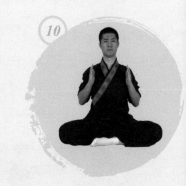

臂掌收回、立掌肩前

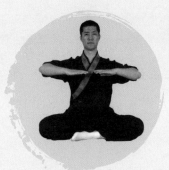

然后抬肘至与肩平，掌心向
下，指尖相对，目视前方

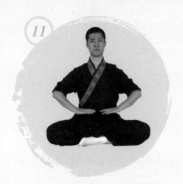

两掌缓缓下按至腹前

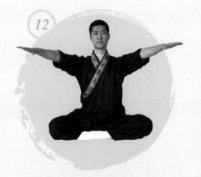

两臂向体前左右 45° 侧伸至与肩相平，掌心向下，目视前方

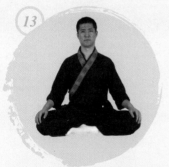

沉肩、坠肘、松腕、舒指，两臂下落、两手还原至覆按两膝，目视前下方，呼吸自然，全身放松

二、医理功用

1. **春分导引法中排山推掌的动作，对胸廓及背部肩胛附近的膏肓穴都有锻炼作用，是练肺的动作。虽然春季与肝相应，但在丹医理论中，往往需要肝肺并练才能起到阴阳平衡的效果，而春季导引术中皆有体现的转头动作不仅可以提升阳气，也有生发肝气的作用。**

2. 通过展肩扩胸、推掌拔背的屈伸运动，使肩部、背部气血经脉得到疏通；对拔拉伸增强臂掌的力量，有效治疗肩颈背部疼痛疾患。

3. 可以增强胸肺功能，改善肩背经络的虚劳病症。

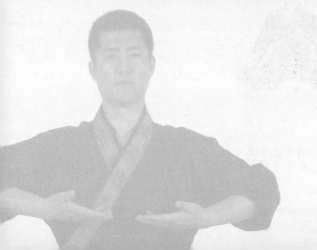

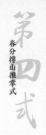

三、节气养生

从立春节气到清明节气都是草木生长的萌芽期，人体的激素水平也与自然变化相应处于分泌较活跃的状态，容易引发相关疾病，例如高
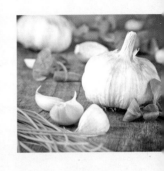
血压、妇科疾病及过敏性疾病等，所以要特别注意对于这类病症的防治。

在此节气的饮食调养，也应当根据自己的实际情况选择能够保持机体功能协调平衡的膳食，禁忌偏热、偏寒、偏升、偏降的饮食误区，如在烹调鱼、虾、蟹等寒性食物时，其原则必佐以葱、姜、酒、醋类温性调料，以防菜肴性寒偏凉，食后有损脾胃而引起脘腹不舒之弊；又如在食用韭菜、大蒜等助阳类菜肴时常配以蛋类滋阴之品，以达到阴阳互补之目的。春分饮食的总原则要禁忌大热、大寒的饮食，保持寒热均衡，也不宜饮用过于肥腻的汤品。

与惊蛰节气相同，春分节气时适宜对手阳明大肠经的合谷穴、曲池穴、肩髃穴、迎香穴等进行按跷。

请扫描二维码，观看演示视频

第五式

清明开弓射箭式

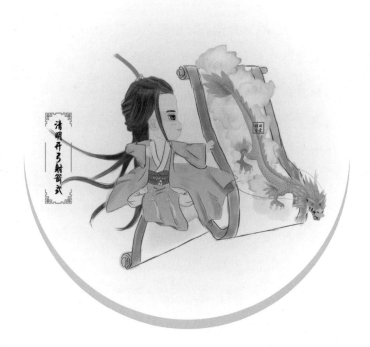

清明开弓射箭式

清明开弓射箭式

一张一弛，屈伸之间有奥义

清明，是二十四节气中的第五个节气，也是春季的第五个节气，一般是从每年的 4 月 5 日前后开始，到 4 月 20 日前后结束。清明时节，气候渐温，天清地明，风和日暖，草木茂盛，春意浓浓。正如古人所说："万物生长此时，皆清洁而明净，故谓之清明。"

对于人体而言，**人体足厥阴肝经属阴木，足少阳胆经属阳木，其性与自然界之草木相类，木性喜条达疏畅，而恶抑郁，故在清明时节练习本导引术，不仅可以升发肝胆之气、调和肝肺，而且可以调畅情志、疏解郁滞**，与自然界升发之气相应。

一、导引图解

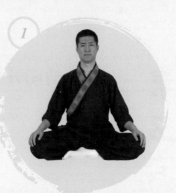

正身端坐，两手覆按两膝

中指带动两臂向左右侧伸
至与肩相平，掌心向前，
目视前方

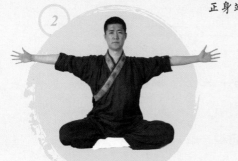

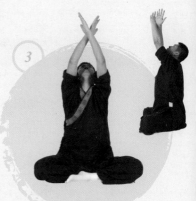

两臂继续向上伸展至头顶上方，手腕交
叉，左手在前（掌心向右），右手在后
（掌心向左），抬头，目视两掌

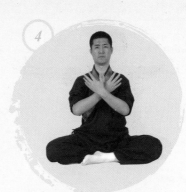

屈肘收臂，两掌收至胸前，掌心向内，同时收下颌、顶百会，头颈竖直，目视前方

右手五指张开，再屈握成虎爪，并向身体右侧拉伸

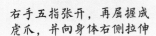

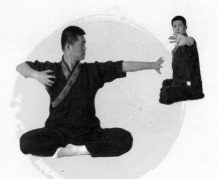

同时，左掌向左侧平推，小指在上、大指在下、掌心向左、指尖向前，头颈随之左转，目视左掌

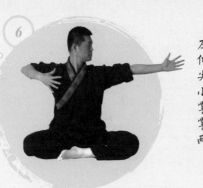

左掌从小指开始依次尽力伸展，并转掌心向前、指尖向左；同时，右手也从小指开始依次伸展成掌，掌心向内、指尖向左；左掌根与右肘尖对拔拉伸，两臂如开弓射箭之状，指掌张开，力达指尖

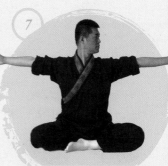

右臂向下、向右伸展，两臂成一字，掌心向前

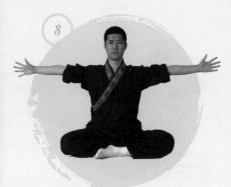

头颈转正，目视前方

⑨

重复动作 3～8，动作同前，左右方向相反

⑩

左右各做一次为一遍，共
做三遍

⑪

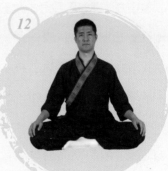

两臂在胸前交叉搭腕

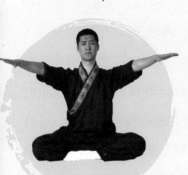

先向内转掌心向下，再向
体前左右 45° 侧伸至与肩
相平，掌心向下，目视
前方

⑫

沉肩、坠肘、松腕、舒
指，两臂下落、两手还原
至覆按两膝，目视前下
方，呼吸自然，全身放松

二、医理功用

1. 清明开弓射箭式，是所有春季导引术中伸展幅度最大的一个，通过左右对称、上下兼顾的屈伸松紧动作，使气血畅旺，达到疏肝利胆，调肝养肺的目的，故体内清明而与清明节气相应。

2. 丹医理论认为，人体为"左肝右肺"之象，**清明导引术中开弓射箭的动作，通过两侧上肢一屈一伸、一紧一松的交替动作，起到调理肝肺气机，而扭腰的动作可以使带脉松开，肝气调达。**

3. 提高双手握力，改善十指末梢循环，疏通手臂三阴、三阳经脉，改善颈、肩、胸背、手臂等部位的状态，治疗相关疾病。

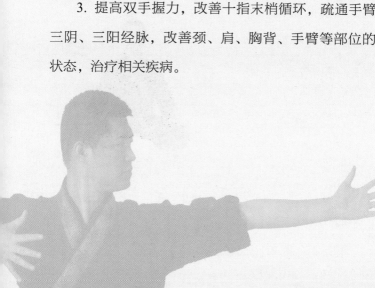

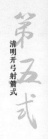

三、节气养生

春天自然界阳气升发，人体也需顺应这一自然特点，重点养阳，而养阳的关键是"动"。清明节气已是季春时节，可以积极在日间进行室外锻炼，锻炼前可以喝些温水或温热的饮料，同时运动幅度也要舒缓。这时湿度渐增，居室每天日间应开窗通风，让被褥和衣物保持干燥透气，多穿纯棉的宽松衣物以保持舒适的体感，并且勿选择潮湿的地方进行锻炼。

春季气候忽冷忽热，要遵循"春捂"之说，虽已天气渐暖，也不宜马上脱下棉衣，换装时应遵循"下厚上薄"的原则，先把上衣减掉一些，裤子可晚一些减，下身宁热勿冷，以助养阳气，特别是体质较虚弱的人群。春季也是肝气旺盛之时，情绪易急躁，又容易因为心情抑郁而导致肝气不舒，并因此引发情绪病、肝病、心脑血管疾病等。所以要尽量调整情绪，做到心胸开阔，身心和谐。

清明节气适宜对手太阳小肠经的后溪穴、小海穴、颧髎穴、听宫穴等进行按跷。

请扫描二维码，
观看演示视频
第六式
谷雨托掌须弥式

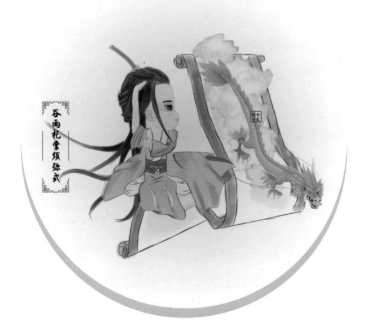

谷雨托掌须弥式

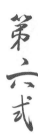

谷雨托掌须弥式

雨润百谷，犹如甘露洒须弥

谷雨，是二十四节气中的第六个节气，也是春季的最后一个节气，一般是从每年的 4 月 20 日前后开始，到 5 月 5 日前后结束。谷雨是"谷得雨而生"、"雨生百谷"的意思。

对于人体而言，体内的气，犹如大自然的阳光，温煦着全身各部；而全身的血液、水液则犹如大自然中的雨露，具有濡养身体、延续生命的重要作用。

谷雨期间雨水增多，由于湿气开始增大，人体与之相应，往往会出现食欲减退的状况，所以需要健脾祛湿。托掌须弥式中，两手呈须弥掌，一手上托，可以条达胁肋肝木气机；一手熨贴于乳下，不仅可以调控气机的升降合度，而且还可以提升中气，达到补益心脾的功效。动作中左右转项需要提"耳根劲"，可以锁住气机，使其升而不过，从而达到升中有降、升降一如的内景导引效果。

古人云"谷雨，谷得雨而生也"谷雨季节春季农作物得雨而生，托掌须弥式一如种子萌芽后的生长状态，也应和了天人合一的自然理论。

一、导引图解

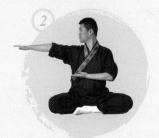

正身端坐，两手覆按两膝

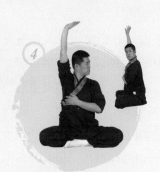

右臂侧伸至与肩相平，掌心
向下，指尖向右；左掌随之
抬起并置于右乳下约 3～5
厘米，小指一侧轻贴乳下，
掌心向上，指尖向右；同时
头颈右转，目视右手指尖

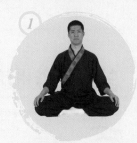

右掌中指带动成立掌，掌
心向右、指尖向上；同时
左掌内翻掌心轻贴右乳

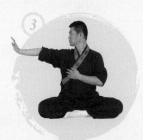

右掌掌根远伸并直臂上托
至头顶上方，掌心向上，
指尖向左，头颈随之左
转，目视左侧

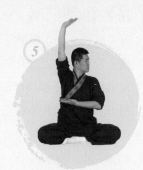

左掌外翻成掌心向上

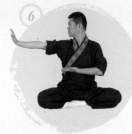

右掌侧推并直臂下落至与肩相平，掌心向右、指尖向上，同时头颈右转，目视右掌

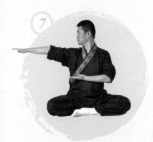

中指带动，右掌指尖远伸呈掌心向下、指尖向右

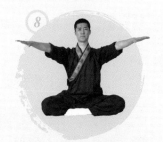

两臂先下落，再向体前左右45°侧伸至与肩相平，掌心向下，目视前方

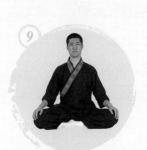

沉肩、坠肘、松腕、舒指，两臂下落、两手还原至覆按两膝，目视前下方，呼吸自然，全身放松

两掌向左侧抬起做左侧练习，动作同前，左右方向相反

左右各做一次为一遍，共做三遍

二、医理功用

1. 手臂的侧伸、须弥掌的运用，可以促进手三阴、三阳经络气脉的交汇与流注，有效预防指、腕、臂、肩、颈等部位的疾患。

2. 此导引法疏肝利胆，健脾和胃，舒筋活络，调畅气血，对于肝胆、脾、胃以及妇科疾病具有良好的辅助治疗作用。

3. **手臂的上举和头部的转动可以促进全身，尤其是肝脾之气的提升；侧伸下落则有利于胆胃之气的通降。一手熨贴于胸前，不仅可以调控气机的升降开合，还可以提升中气，达到补益心脾的功效。**

4. "头为诸阳之会"，为一身阳气最集中的部位，左右转项需要提"耳根劲"，可以锁住气机，使其升而不过，升中有降。

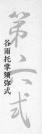

三、节气养生

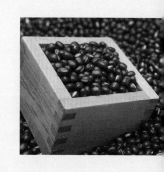

谷雨节气空气中的湿度加大，人体容易受湿邪侵袭，由内到外产生不适反应，并产生胃口不佳、身体困重不爽、头重如裹、关节肌肉酸重等情况。各类关节疾病的患者，如风湿性关节炎，也容易在该节气发病。所以谷雨养生要注意祛湿，在饮食上配合具有祛湿效果的食物，例如白扁豆、赤豆、薏仁、山药、荷叶、芡实、冬瓜、陈皮、白萝卜、藕、海带、竹笋、鲫鱼、豆芽等。

此时气温虽然转暖，但早晚仍较凉，要注意合理增减衣服，避免受凉感冒。过敏体质的人要避免与过敏原接触，饮食上减少高蛋白质、高热量及刺激性饮食的摄入，以防花粉症及过敏性鼻炎、过敏性哮喘等被诱发。

与清明节气相同，谷雨节气适宜对手太阳小肠经的后溪穴、小海穴、颧髎穴、听宫穴等进行按晓。

请扫描二维码，
观看演示视频
第七式
立夏足运太极式

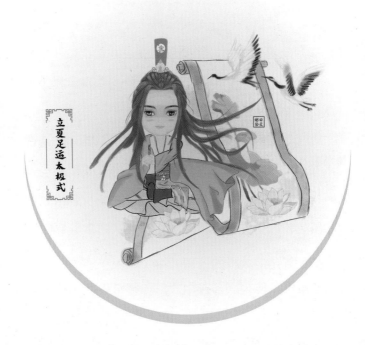

立夏足运太极式

立夏足运太极式

滋阴潜阳，手足并练水火交融

　　立夏，是二十四节气中的第七个节气，也是夏季的第一个节气，一般是从每年的 5 月 5 日前后开始，到 5 月 20 日前后结束。立夏，就是夏季的开始。立夏之后，阳气逐渐增长，阴气逐步消散，白天逐渐延长，天气逐渐转热，植物生长也逐渐进入了茂盛期，所以古人说："夏三月，此谓蕃秀，天地气多，万物华实。"

　　另外，民间谚语有云："立夏不下，犁耙高挂""立夏无雨，碓头无米"，意思是说如果在立夏时节没有雨水，则会影响到秋季的收成。由此可知，**立夏虽然属于"阳"的节气，但一定要有属于"阴"的雨水来进行调节，才能够平衡阴阳而利于万物。**

　　对于人体而言，丹医理论认为，人的手属心而属火、属阳，与夏相应；足属肾而属水、属阴，与冬相应。**在立夏足运太极式的动作中，采用了手脚并练而更侧重下肢的练习，体现了补肾养心、以水济火、阳中练阴、阴中练阳等理论的具体运用方法。**

一、导引图解

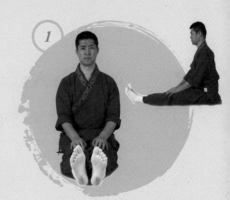

正身平坐，两腿前伸，两
手覆按两膝，竖脊正身，
目视前方

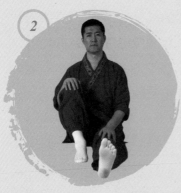

右腿屈膝内收，脚掌踏地

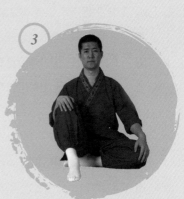

左腿屈膝盘腿，足跟靠近
会阴部

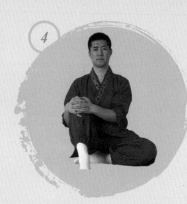

两手十指交叉相握，掌心
扶按于右腿膝眼处

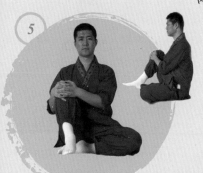

两手抱膝收至胸前，脚掌
离地，收下颌、顶百会，
拔伸脊柱

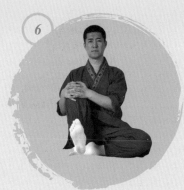

右脚尖尽力上勾，略停

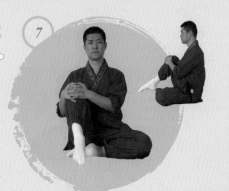

脚尖尽力向下伸展，脚背
绷直，略停；重复以上动
作三次

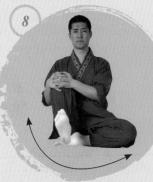

右脚尖由上向左、下、
右、上划圆三次，然后再
向反方向划圆三次

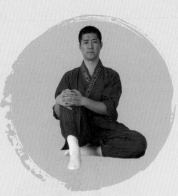

右脚踏地，然后依次松两
手、伸左腿、伸右腿，还
原平坐，两手覆按两膝，
目视前方，呼吸自然，全
身放松

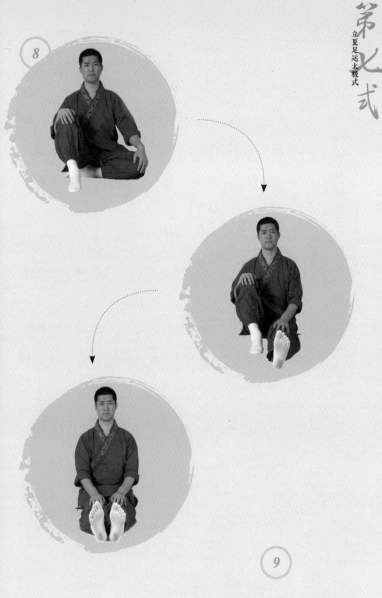

8

9

进行对侧练习，动作同
前，左右方向相反

二、医理功用

1. **手在上为阳，脚在下为阴，立夏足运太极式中手脚并练，尤其侧重腿脚，可以藉此动作活动手足，有助于气血下行，平稳血压。**

2. 肾属水，心属火，此动作以水济火，阳中练阴，阴中练阳，有补肾养心，调节经脉，畅通全身气血的作用。

3. 本式导引法可以锻炼脚踝，缓解疲劳，防治亚健康，动作过程中手掌的温热渗透到膝关节内，能有效防治关节疼痛。

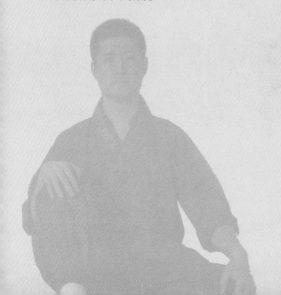

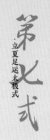

三、节气养生

《黄帝内经》中记载："春夏养阳"，养阳重在养心，夏季心阳最为旺盛，立夏过后，气温逐渐升高，人们容易烦躁不安，好发脾气，导致机体免疫功能下降。因此，在春夏之交要顺应天气的变化，加强对心脏的保养，尤其是心血管病人，重视精神调养，戒躁戒怒，安闲自乐，切忌大喜大悲。

夏季在饮食调养方面，宜采取"增酸减苦、补肾助肝、调养胃气"的原则，饮食宜清淡，大鱼大肉和油腻辛辣的食物要少吃。将绿豆、莲子、荷叶、芦根、扁豆等加入粳米中一并煮粥，可起到健胃、祛暑之效。夏季热盛耗气，气虚血热可导致消化功能障碍。因此，饮食不宜过饱。对于体质强壮、容易上火，经常出现口干口苦、口舌生疮的人来说，可适当喝些绿茶来清热凉血。对胃肠不好的人来说，避免因贪凉而饮用冰镇饮料，或过多食用梨、西瓜、香蕉等寒性水果。

天气渐热，大家常衣单被薄，容易贪凉，适度使用空调和风扇，并随外界环境变化随时加减衣物。一旦患病不可轻易使用发汗之剂，以免汗多伤心，避免气血瘀滞。

立夏节气，宜对手厥阴心包经的天泉穴、曲泽穴、内关穴、劳宫穴等进行按跷。

请扫描二维码，
观看演示视频
第八式
小满单臂托举式

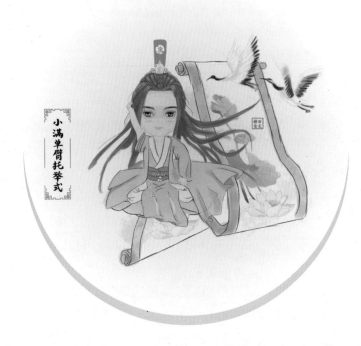

小满单臂托举式

小满单臂托举式

小得盈满，举臂撑圆布气全身

　　小满，为二十四节气中的第八个节气，也是夏季的第二个节气，一般是从每年的 5 月 20 日前后开始，到 6 月 5 日前后结束。小满时节，自然界阳气开始旺盛，我国北方地区麦类等夏熟作物籽粒逐渐饱满，但还没有真正成熟，所以将这段时期称为小满。

　　对于人体而言，此时若**人体的心阳不振，气虚血亏，或者情绪激动、劳累、受寒等，则可造成气滞血瘀。心与小肠相表里，心血瘀阻，不仅会出现胸背疼痛的症状，同时亦影响小肠的消化吸收功能。**故小满单臂托举式的练习，不仅有利于手少阴心经、手厥阴心包经、手太阳小肠经、手少阳三焦经等经脉的运行，亦可消除阴阳经的偏盛偏衰之弊。

一、导引图解

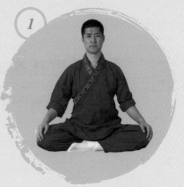

正身端坐，两手覆按两膝

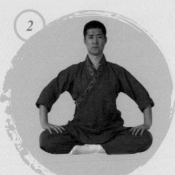

两臂内旋、转掌，两手指
尖向内，臂肘撑圆

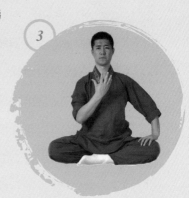

右掌经体前向上穿掌至头顶上
方，再转掌向上托举，掌心向
上、指尖向左，目视前方

③

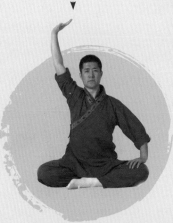

④

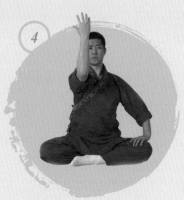

右臂掌经体前下落还原，
扶按右膝

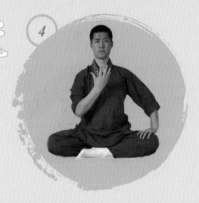

4

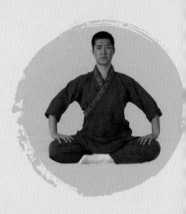

5

左掌向上穿掌、托举，动
作同前，左右方向相反

6

左右各做一次为一遍，共
做三遍

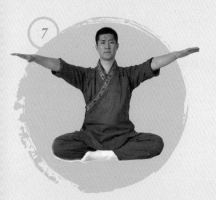

两臂向体前左右 45° 侧伸
至与肩相平，掌心向下，
目视前方

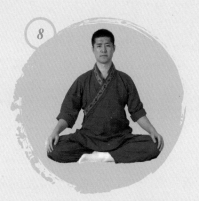

沉肩、坠肘、松腕、舒
指，两臂下落、两手还原
至覆按两膝，目视前下
方，呼吸自然，全身放松

二、医理功用

1. 小满导引术的动作可以锻炼气脉的升降开合，疏通任督二脉，有效防止背部及肩、肘、腕等关节的疾患。通过上肢的上托下按、对拔拉伸，起到锻炼两胁、疏利肝胆、增强中焦脾胃运化功能的作用。

2. 本式动作中，上下、左右、正斜皆对称的练习方法与脾气相通，故常练可以起到健脾和胃，调养心、肾、肝、肺的作用。单臂上举下落、一紧一松的动作可以直接锻炼胁肋，而胁肋为肝胆经循行的重要部位，肝在五行属木，对于属土的脾胃有重要的调节作用，疏肝利胆有利于促进脾胃的运化功能。

3. **小满导引法不仅仅是气机升降的练习，更重要的是有一个开合的动作，开合的关键和根结就在肩胛骨，细节是在托举到最高处时一点点的动作变化上，这个部分比较细腻，需要认真体会才能有所领悟。**

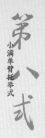

三、节气养生

小满节气，天气逐渐炎热，是细菌滋生、胃肠道疾病容易出现的时候。建议要有"未病先防"的养生意识，做到饮食有节并有洁，从增强机体的正气和防止病邪的侵害两方面入手。小满也是皮肤病的易发期，所以饮食调养宜以清爽清淡的素食为主，常吃具有清利湿热作用的食物。

与立夏一样，小满节气时宜对手厥阴心包经天泉穴、曲泽穴、内关穴、劳宫穴等进行按跷。

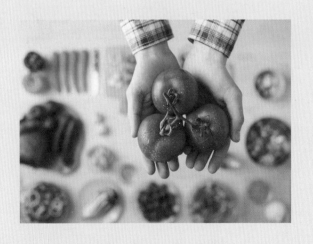

请扫描二维码，
观看演示视频
第九式
芒种掌托天门式

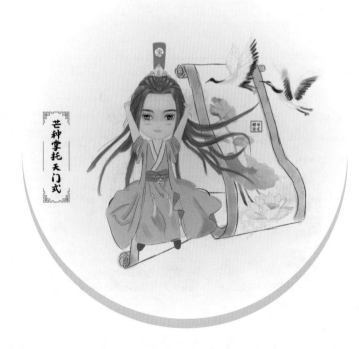

芒种掌托天门式

芒种掌托天门式

功成大满，气充周身

芒种，是二十四节气中的第九个节气，也是夏季的第三个节气，一般是从每年 6 月 5 日前后开始，到 6 月 20 日前后结束。古人说"五月节，谓有芒之种谷可稼种矣"，意思是指阴历五月的芒种节气，大麦、小麦等有芒类作物种子已经成熟，可以进行采收，故称为"芒种"。同时，也是夏播作物，如晚谷、黍、稷等播种最忙的季节，所以"芒种"也常被称为"忙种"。相对于小满节气而言，**芒种节气可以称之为"大满"，因此时自然界阳气更加充足，并布满各个角落。**

从人体角度来看，芒种掌托天门式，通过两掌上托、脚尖下踩、胸腹及呼吸放松等一系列导引动作，使气血布满全身各处，与芒种节气的自然界变化相应。

一、导引图解

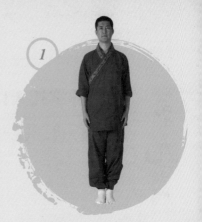

两脚并拢，松静站立，头正颈直、竖脊含胸，目视前方

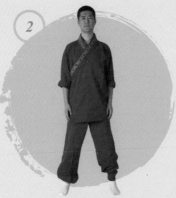

左脚向左开步，略宽于肩，两脚平行，脚尖踮起

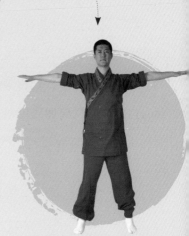

同时中指带动两臂侧伸至与肩相平，掌心向下

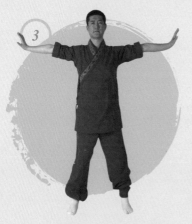

十指指尖向远、向上伸展，顺势屈腕立掌，掌心向外

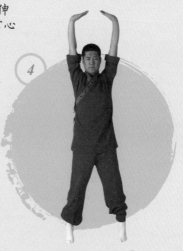

掌根远伸并带动两掌向上托举至头顶上方，掌心向上、指尖相对；同时百会上顶而脚跟上提、脚尖下踩，目视前下方

⑤

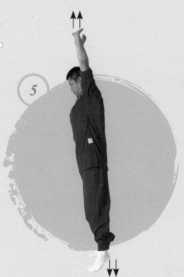

脚跟下落放平，同时两掌
根继续向上托举，略停

⑥

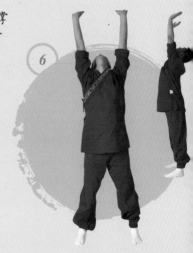

仰头、舒胸，两掌随之转
成指尖向后、掌心向上，
全身放松，目视上方

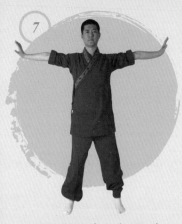

7

两掌带动两臂侧落至与肩平，掌心向外、指尖向上，同时头颈还原，目视前方

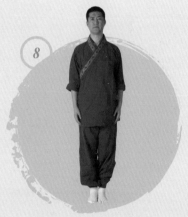

8

两臂下落还原，左脚收回，并步站立，目视前方

9

开右步做对侧练习，动作同前，左右方向相反

10

左右各做一次为一遍，共做三遍

二、医理功用

1. 芒种导引法，是一个全身性的动作，侧重肝、心气脉的升、开锻炼。动作特点是通过树枝、花叶（即肢体）的练习，反过来影响根部（即躯干）的功能，也就影响人体内在气机的升、降、开、合，动作虽然简单，内在作用却很大，认真练习，则能有更多的体会。

2. **中指带动两臂侧起，有利于体内之气拔升，且能迅速布满两掌、两臂。立掌及两掌托举的动作，不仅可使两掌、两臂气血充盈，还能起到控制气血的作用。脚跟下落，手掌上举，气脉的流注进一步扩大到身体的各个部位，渗透并营养身体的每一个细胞，甚至到毛发。芒种导引法与少林达摩易筋经的掌托天门式，八段锦的两手托天，理三焦和十二段锦托天按顶的动作可以互参研习。**

三、节气养生

芒种的养生重点是根据季节的气候特征，使精神保持轻松、愉快的状态，恼怒忧郁不可有，使气机得以宣畅，通泄得以自如。起居方面，要晚睡早起，适当地接受阳光照射（避开太阳直射，注意防暑），以顺应阳气的充盛，利于气血的运行，振奋精神。夏日昼长夜短，中午小憩可助消除疲劳，有利于健康。芒种过后，午时天热，人易汗出，衣衫要勤洗勤换。夏季天气炎热，芒种开始洗澡频率会增加，但注意出汗后不要立即洗澡，中国有句老话，"汗出不见湿"，指的就是出汗后不适宜马上洗澡。

芒种有煮梅的食俗，梅子一直是夏季里的一种重要果品。煮梅的方法有很多种，最简单是用糖或盐与梅子同煮，或用糖或盐与晒干的青梅混拌均匀使梅汁浸出，也可以加入紫苏。将北方产的乌梅与甘草、山楂、冰糖一同煮，便制成了消夏佳品酸梅汤，若加入桂花卤然后冰镇后再饮，则味道更佳。

在芒种节气适宜对手少阴心经的极泉穴、少海穴、通里穴、神门穴等进行按跷。

请扫描二维码，
观看演示视频
第十式
夏至手足争力式

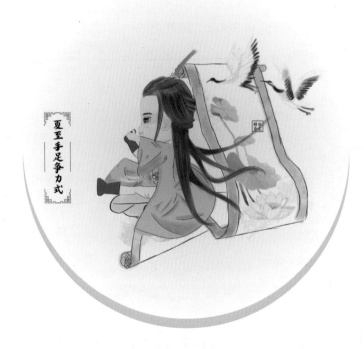

夏至手足争力式

第十式 夏至手足争力式

阳极阴生，取坎填离心肾交

夏至，是二十四节气中的第十个节气，也是夏季的第四个节气，一般是从每年的 6 月 20 日前后开始，到 7 月 7 日前后结束。至者，极也，夏至这天开始进入一年中最炎热的时期，故曰"夏至"。**夏至当天是一年中阳气最旺盛的一天，也是阴气始生的时候，是 24 个节气中阴阳最不平衡的节气之一，又是阴阳之气转换的关键，因而向来为养生家们所重视。**

从导引角度来看，小满、芒种、夏至三个节气，犹如从小满到大满、从大满到最满，层层递进，逐步达到阳气"开、散"的极致。小满单臂托举式，犹如坐在一个圆形的"气团"之中进行练习；芒种掌托天门式，则如站在一个更大的圆形"气团"之中进行练习；而在夏至手足争力式的导引术中，则采用了手、足相反用力的方法，"强制性"地使气血充满全身并达到极致，故而与夏至节气相应。

一、导引图解

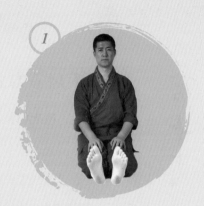

正身平坐，两腿前伸，两
手覆按两膝，竖脊含胸

右腿屈膝内收，脚掌踏地

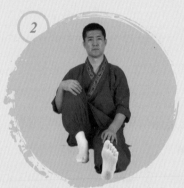

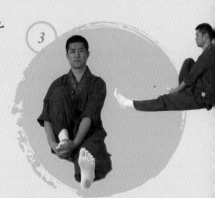

两手十指交叉相握，右脚
踏在两掌之间

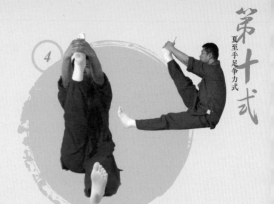

④

右脚用力向前、向上蹬，同时臂掌用力内拉、阻止前蹬，动作到最大幅度，略停；然后两臂再用力将右腿拉回胸前，同时右腿则用力前蹬以阻止拉回，动作到位，略停。如此重复练习3次

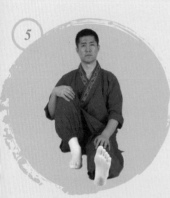

⑤

手足放松，还原平坐，呼吸调匀，全身放松

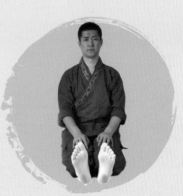

⑥

进行对侧练习，动作同前，左右方向相反

二、医理功用

1. 从阴阳的角度来看，上肢属阳，与五脏的心相应；下肢属阴，与五脏中的肾相应。通过上下肢手足握摄、屈伸争力的练习，有助于调心补肾，平衡阴阳。

2. 腿的伸屈及手足的争力练习，也能有效的促进手足少阳、少阴经气血的流注，从而使全身气脉得到锻炼。

3. **外在肢体运动和用力的过程中，对内心实则为静、柔、松的练习。**

三、节气养生

夏至节气开始，气候炎热，可以吃些生冷之物来降火开胃。但夏季心旺肾衰，即外热内寒之意，虽天气大热也不宜饮食过分寒凉与生冷，少则犹可，贪多定会寒伤脾胃，令人吐泻。西瓜、绿豆汤、乌梅小豆汤等，虽为解渴消暑之佳品，但不宜冰镇食之。夏季又是多汗的季节，出汗多，中医认为此时宜多食酸味，以固表，多食咸味以补心。

夏至节气应顺应自然界阳盛阴衰的变化，宜晚睡早起。安排室外工作和体育锻炼时，应避开烈日炽热之时。合理安排午休时间，以避免炎热之势和消除疲劳之感。应每日温水洗澡，可以洗掉汗水、污垢，使皮肤清洁凉爽消暑防病。另外，夏日炎热，腠理开泄，易受风寒湿邪侵袭，睡眠时不宜以电风扇类直吹，使用空调的房间，则室内外温差不宜过大。

夏至是冬病夏治的大好时机，呼吸系统疾病一般在冬季发作频繁，在夏天则发作较少或基本不发作，患者如能在这时针对疾病采用中药、食疗或穴位贴敷等方法均会收到很好的疗效。

和芒种节气一样，在夏至节气可以对手少阴心经的极泉穴、少海穴、通里穴、神门穴等进行按跷。

请扫描二维码，
观看演示视频
第十一式
小暑翘足舒筋式

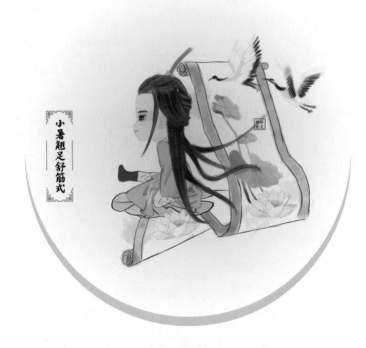

小暑翘足舒筋式

小暑翘足舒筋式

健脾养心，除暑清热

小暑，是二十四节气中的第十一个节气，也是夏季的第五个节气，一般从每年的 7 月 7 日前后开始，到 7 月 22 日前后结束。暑，不只有炎热的意思，更准确是"近湿如蒸"，也就是炎热夹杂了很多的湿气。自然界在"夏至"到达"阳"的顶点之后，由于长时间的高温与日照，致使地面的大量水分蒸腾上升，湿、热交加而形成暑热、暑湿，所以我们常感气候难耐、闷热不爽。小暑与下一个节气大暑比较，热、湿尚小，所以称之为小暑。

从人体角度而言，热盛则伤心阴，湿盛则伤脾胃，故"中暑"之症，多表现为呕吐、腹痛、腹泻等消化系统症状，严重时则出现昏迷的"心"的症状。小暑翘足舒筋式，就是通过加强手、足四肢的锻炼而达到健脾、养心的目的。

一、导引图解

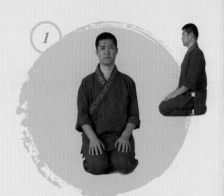

正身跪坐，两手覆按于两
大腿上，头正颈直，竖脊
含胸，目视前方

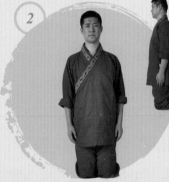

收下颌、顶百会，带动身
体直起呈跪立

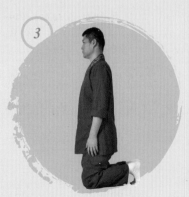

两脚内勾，脚尖着地

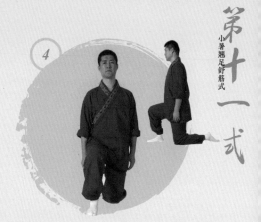

右脚前踏，小腿约与地面
垂直

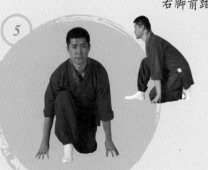

重心后移，臀部坐于左脚
跟上，同时两手十指于身
体两侧柱地支撑

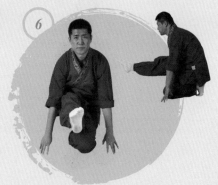

右脚向前缓缓踢出，脚尖
绷直

右脚尖内勾，略停；右脚
尖前伸，脚背绷直，略
停，如此重复练习三次

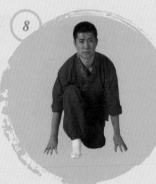

收右腿，右脚踏地

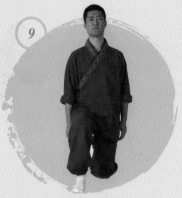

起身，左脚尖放平，右腿
收回呈跪立

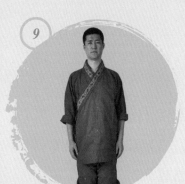

9

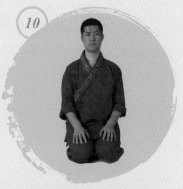

10

重心后移,臀部坐回脚跟,正身跪坐,两手自然覆按于两腿上,目视前下方

11

进行对侧练习,动作同前,左右方向相反

12

左右各做一次为一遍,共做三遍

二、医理功用

1. **暑多挟湿，小暑时节人们常常感到闷热不爽，"脾主湿""脾主肌肉四肢"，经常进行导引锻炼，可以强健四肢，健运脾胃，使疾病不生。**

2. 脚尖的勾、伸，可以促进足三阴、足三阳经脉的运行，有效改善阴虚阳亢、上盛下虚的症状，达到舒筋活络、强筋壮骨的目的；增强腿部筋骨、肌肉的力量，提高身体的平衡能力。

3. 本套导引动作可有效改善大脑神经系统和心肺系统功能，协调各系统器官的正常功能，促进血液循环和消化功能；疏通腿部经脉气血，有效防治下肢的关节病变。

三、节气养生

小暑时节天气炎热、昼长夜短，在衣食住行方面更应注意养生保健；不宜贪凉饮用生水。人体出汗较多，不宜佩戴金属首饰，以免汗液中的盐分腐蚀金属引起皮肤过敏反应；女性也不宜久穿长筒丝袜影响排汗而导致不适。

这段时期也是消化道疾病多发季节，在饮食调养上要改变饮食不规律、饮食不洁、饮食偏嗜等不良习惯，应以适量、清淡且富有营养为宜。

小暑节气宜对手太阴肺经的云门穴、尺泽穴、列缺穴、鱼际穴等进行按跷。

请扫描二维码，

观看演示视频

第十二式

大暑踞地虎视式

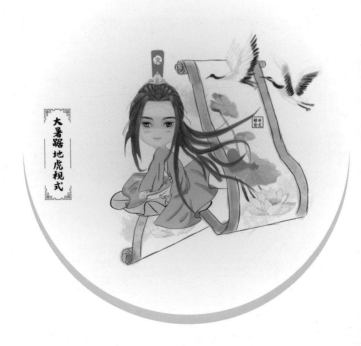

大暑踞地虎视式

大暑踞地虎视式

摇头摆尾，无惧三伏

大暑，是二十四节气中的第十二个节气，也是夏季的最后一个节气，一般从每年的 7 月 22 日前后开始，到 8 月 7 日前后结束。大暑是一年中最炎热的时期，并与小暑一样，夹杂了湿气，且湿度更大。

从人体角度而言，脾喜燥恶湿，故湿气重者，病多在脾；胃喜湿而恶燥，故热重者，病多在胃，所以中暑之人多呕吐、泄泻、身重等消化系统症状。丹医理论认为，心在五行属火，脾胃在五行属土，根据五行相生的理论，脾胃为心之子。**夏至之后，火的升、开之势已至极点，并开始逐渐转为合、降的趋势，故在此时加练脾胃乃顺时养生之法。**大暑踞地虎视式的练习方法与峨眉派脾脏小炼形的导引术如出一辙，且具有调理脾胃运化功能的作用，道理就在于此。

一、导引图解

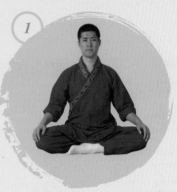

正身端坐，两手覆按两膝，竖脊含胸，目视前方

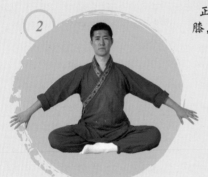

两掌侧伸至约与肚脐同高，小指在上，拇指在下，掌心向后，目视前方

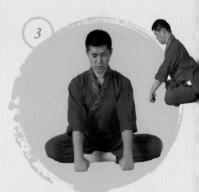

两臂向体前划弧，同时两手捲握成拳，上身前俯，两拳拄地，两臂平行，虚领顶劲，腰背伸平

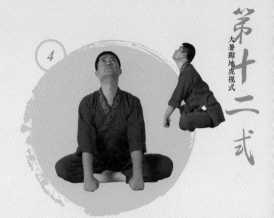

下颌向前、向上抬起，伸展腰部，眼睛睁大，目视前上方，略停

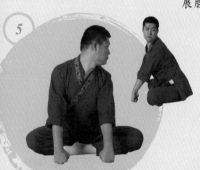

头、尾同时向左摆动，意念关注尾闾，略停

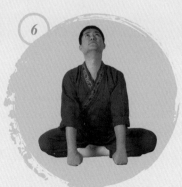

头、尾转正，目视前上方，略停

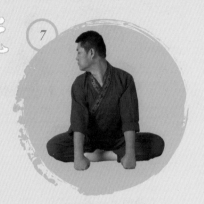

（7）

头、尾同时向右摆动，意
念关注尾闾，略停

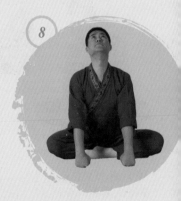

（8）

头、尾转正，目视前上
方，略停

（9）

重复5～8的动作，左右
各做一次为一遍，共做
三遍

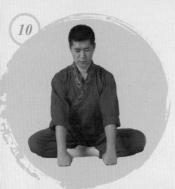

头、尾回到中间，下颌内收，百会上顶，腰背伸平

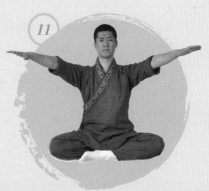

上身直起，两拳离地变掌，两臂向体前左右45°侧伸至与肩相平，掌心向下，目视前方

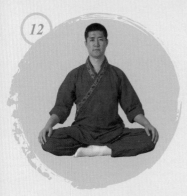

沉肩、坠肘、松腕、舒指，两臂下落、两手还原至覆按两膝，目视前下方，呼吸自然，全身放松

二、医理功用

1. 大暑踞地虎视式的动作可以伸展胸腹，拔伸背脊，有效矫正脊柱变形，防治颈椎、腰椎病变。

2. **通过昂头伸腰、摇头摆尾的动作，使颈、腰、胸、背及整个脊柱得到充分伸展，使任督二脉气血调畅，促进全身阴阳气血平衡，起到强壮脏腑、补肾养心、促进脾胃消化功能的作用。**

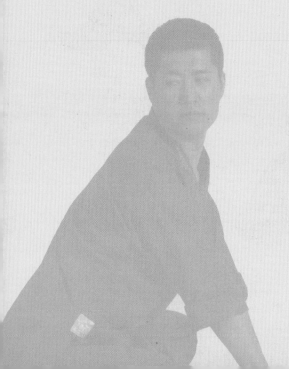

三、节气养生

大暑节气养生，首要是补水。气候炎热，酷暑多雨，暑湿之气容易乘虚而入，且暑气逼人，心气易于亏耗，尤其老人、儿童、体虚气弱者往往难以将养，导致疰夏、中暑等病。如果出现明显乏力、头昏、心悸、胸闷、注意力不集中、大量出汗、四肢麻木、口渴、恶心等症状时，多为中暑先兆，应立即将患者移至阴凉通风处休息，并给病人喝些淡盐水或绿豆汤、西瓜汁、酸梅汤等。预防中暑需要劳逸结合，避免在烈日下暴晒，注意室内降温，并保持睡眠充足，小心饮食卫生。

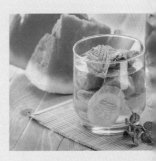

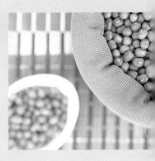

与小暑节气一样，大暑节气适宜对手太阴肺经的云门穴、尺泽穴、列缺穴、鱼际穴等进行按跷。

请扫描二维码，
观看演示视频
第十三式
立秋缩身拱背式

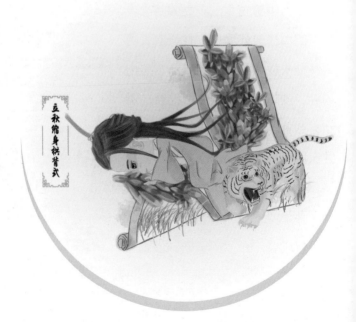

立秋缩身拱背式

立秋缩身拱背式

导引吐纳，强脊益肺塑身形

立秋是二十四节气中的第十三个节气，也是秋季的第一个节气，一般从每年的 8 月 7 日前后开始，至 8 月 22 日前后结束。立秋即是秋天的开始，是自然界气候由热转凉的重要时节，阳气渐收而阴气渐长。

在人体来说，立秋节气也是阴阳代谢转变为阳消阴长的过渡时期，随着暑气渐消，阳气渐少而阴气渐盛。中医理论中，肺与秋气相应，而肺主气、司呼吸，所以**立秋导引术是将呼吸与动作结合练习的方法，通过大幅度的脊柱伸展及胸腹腔运动，来帮助呼吸，加强肺活量，促进肺的呼吸功能，并起到强壮脏腑的作用。**

一、导引图解

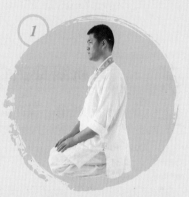

正身跪坐，两手覆按于两
腿上，头正颈直，竖脊含
胸，目视前方

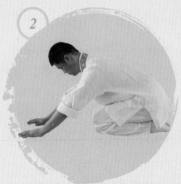

两臂前伸，两掌按于地
上，同时俯身、伸脊

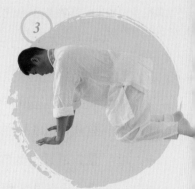

身体重心前移，手臂与大
腿支撑身体并与地面垂
直，头至尾闾伸平成一
直线

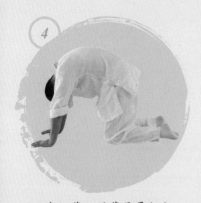

缩身拱背，腰背尽量向上
拱起，同时头及尾闾尽量
向内收拢，动作到最大幅
度时，略停

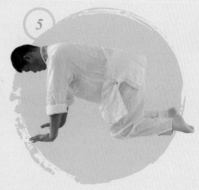

百会向前、尾闾向后、脊
柱伸平成一条直线，略停

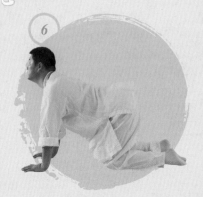

头部、尾闾向远、向上伸
展，使脊柱呈反弓形，动
作到最大幅度时，略停，
目视前上方

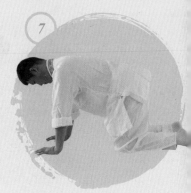

百会向前、尾闾向后，脊
柱伸平成一条直线

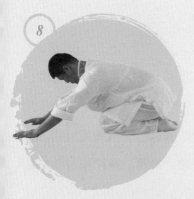

重复以上 4～8 的动作练
习三次后，重心后移，臀
部坐于足跟上

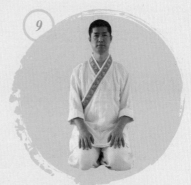

百会上顶、身体竖直，两
手收回大腿上，还原成跪
坐的姿势，目视前下方

二、医理功用

1. 做立秋缩身拱背式的动作时，胸腹需要尽力内收，帮助呼气、将体内气体排空，而反方向抬头翘尾、胸腹伸展的动作则帮助吸气，使气体充分吸入并充沛全身。整个动作对腰背、胸腹、脊柱都有很好的作用，并有加强肺活量、消化系统及肾功能的效果。

2. 通过锻炼脊柱及胸腹来加强任督二脉的气血循环，调整阴阳气脉的平衡。

3. 可以有效防止各种脊椎、腰椎、颈椎疾患。

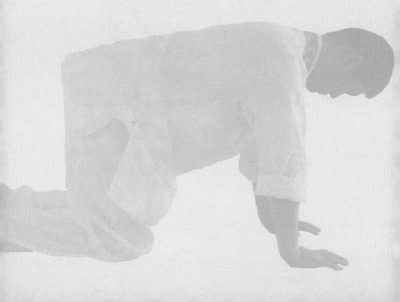

三、节气养生

秋季与中医的肺相应，并且燥气当令，易伤津液，所以秋季饮食以滋阴润肺为宜，例如蜂蜜、枇杷、银耳、百合等，尽量少吃辛辣发散的食物，《黄帝内经·素问·脏气法时论》中记载："肺主秋……肺欲收，急食酸以收之，用酸补之，辛泻之"，所以立秋开始应适当多食用酸味果蔬，尽量少吃辛辣之品。起居方面，《素问·四季调神大论》中记载："秋三月，此谓容平，天气以急，地气以明，早卧早起，与鸡俱兴，使志安宁，以缓秋刑，收敛神气，使秋气平，无外其志，使肺气清，此秋气之应养收之道也"，所以从立秋节气开始，应该早睡早起，收敛心绪，来应合此季节阳气开始收敛的变化。

立秋节气，北方地区开始天气渐凉，但暑气未消，不应太快将过厚的衣物穿在身上，而是逐渐加衣，这样可增强机体耐寒能力，以适应即将来临的冬季。

立秋节气，可对足少阳胆经的丝竹空穴、风池穴、日月穴、环跳穴、阳陵泉穴及悬钟穴等进行按跷。

请扫描二维码，
观看演示视频
第十四式
处暑反捶背脊式

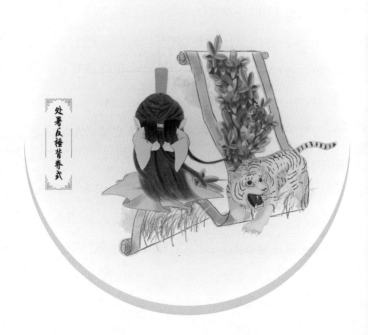

处暑反捶背脊式

处暑反捶背脊式

抚琴招凤，静听无弦曲

处暑是二十四节气中的第十四个节气，也是秋季的第二个节气，一般从每年的 8 月 22 日前后开始，至 9 月 8 日前后结束。"处"有止和隐退的意思，所以处暑意指暑热结束退去。

处暑节气后，自然界中的阳气开始收敛，人体的阳气也随之开始逐渐收敛，体内气机应合肃降之象，但是要降而不过。**处暑导引术中使用了敲打的动作，在脊柱大幅度伸展的状态下轻轻捶打背脊，捶打所产生的振动，实际可以令气向内，有收敛气机的作用，同时又促进背部膀胱经之气血，正合本节气的自然变化特点。**

一、导引图解

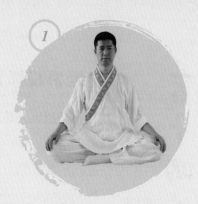

正身端坐，两手覆按两膝，头正颈直，竖脊含胸，目视前方

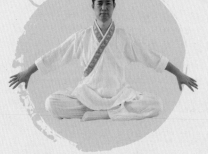

两掌侧伸至约与肚脐同高，小指在上、大指在下、掌心向后，目视前方

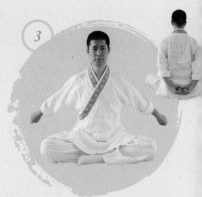

两掌向后划弧，同时捲握成空拳，拳眼轻轻抵在骶骨两旁

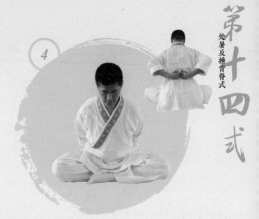

百会领动，身体前倾，拔伸脊柱，同时两拳沿脊柱两侧，由下向上轻轻捶打

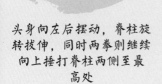

头身向左后摆动，脊柱旋转拔伸，同时两拳则继续向上捶打脊柱两侧至最高处

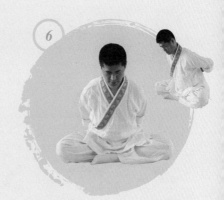

头身转正、直起，同时两拳沿脊柱两侧，自上而下轻轻捶打至骶骨两旁

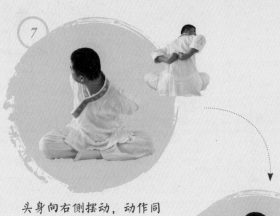

⑦

头身向右侧摆动，动作同
前，左右方向相反

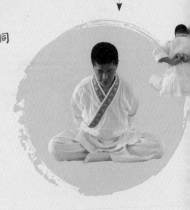

⑧

左右各做一次为一遍，共
做三遍

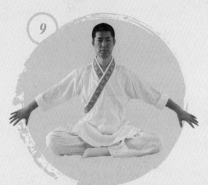

⑨

两拳变掌向身体两侧伸展
至约与肚脐同高，掌心
向后

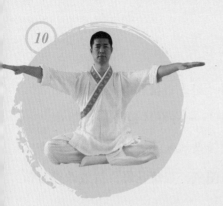

两臂向体前左右前方 45°
侧伸至与肩相平，掌心
向下

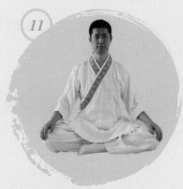

沉肩、坠肘、松腕、舒
指，两臂下落、两手还原
至覆按两膝，目视前下
方，呼吸自然，全身放松

二、医理功用

1. 处暑反捶背脊式是在脊柱伸展的状态下，进行左右摆动的动作，相当于将脊柱进行最大幅度的拉伸，再进行摆动及拧转来加大伸展幅度，在此状态下轻捶背脊，可以振奋阳气，强腰壮肾，有效改善腰背疾患。

2. 手臂向后捶打的姿势起到扩胸及挤压肩胛骨的作用，对肺脏有很好的锻炼效果。

3. 捶打沿背部膀胱经所产生的振动，既可疏通经络，又可补益虚损，对所有脏腑及身体整体功能有促进及调节作用。

三、节气养生

处暑节气时，暑气退去而夏天结束，天气明显变干燥，饮食起居贵在防燥，可以多吃清润多汁的蔬果，例如萝卜、梨、葡萄、罗汉果等，除了避免辛辣食物，也不宜食用烧烤食物，以免加重秋燥症状。南方地区秋后仍热，但切忌贪凉，以免引起外感。

与立秋节气相同，处暑节气可对足少阳胆经的丝竹空穴、风池穴、日月穴、环跳穴、阳陵泉穴及悬钟穴等进行按跷。

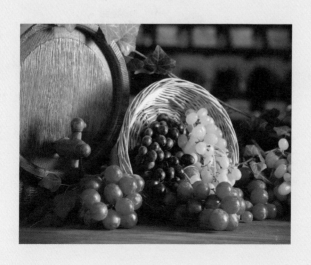

请扫描二维码，
观看演示视频

第十五式
白露正身旋脊式

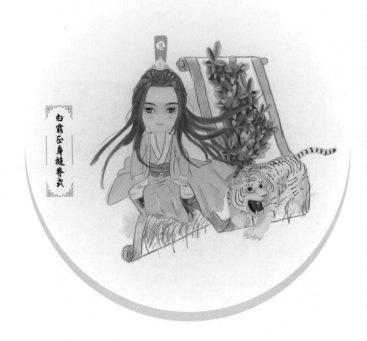

白露正身旋脊式

白露正身旋脊式

外升内降，气凝为露

第
十
五
式

白露是二十四节气中的第十五个节气，也是秋季的第三个节气，一般从每年的 9 月 7 日前后开始，至 9 月 22 日前后结束。白露节气之后，"阴气渐重，露凝而白也"，天气逐渐转凉，自然界的湿气在夜间的冷空气下凝结成细小的水滴，晶莹剔透、洁白无瑕，所以名为"白露"。

白露导引术的练习使体内真气从上而下，如甘露下降，亦如肺气肃降，应合自然界的变化。

一、导引图解

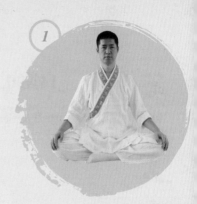

正身端坐，两手覆按两膝，头正颈直，竖脊含胸，目视前方

两臂掌内旋转指尖向内，两掌扶按两膝，两臂肘向左右两侧撑圆，身体中正，目视前方

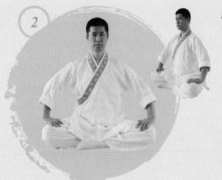

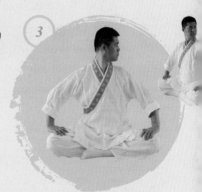

头颈向左转动到最大幅度，目视左侧，略停

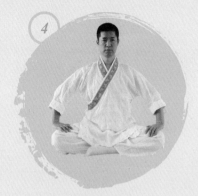

头颈向右转回到正前方，
目视前方

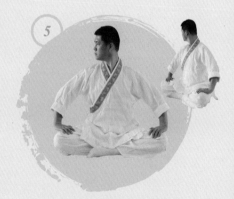

头颈向右转动到最大幅
度，目视右侧，略停

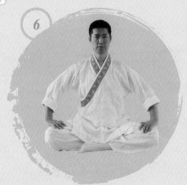

头颈向左转回到正前方，
目视前方

左右各做一次为一遍，
共做三遍

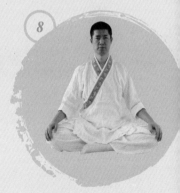

两掌外转，成指尖向前

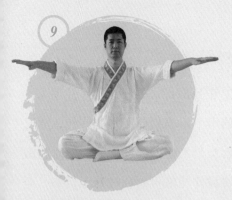

(9) 两臂向体前左右 45° 侧伸
至与肩相平,掌心向下

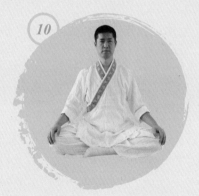

(10) 沉肩、坠肘、松腕、舒
指,两臂下落、两手还原
至覆按两膝,目视前下
方,呼吸自然,全身放松

二、医理功用

1. 白露导引术，正身旋脊式的外在动作并不大，动作核心在于脊柱的上下对拔拉伸和左右旋转，通过这样的动作使脊柱得到最大幅度的伸展，而同时胸腹腔放松。脊柱的旋转拔伸使气机顺脊柱升于百会，而胸腹腔的放松则令体内真气下降及收敛，一升一降都应合了秋季自然界气机以及肺脏的肃降。

2. 动作虽小却能使脊柱得到充分的伸展，有矫正身形的作用，并能防治头颈、肩背、脊柱疾患。

三、节气养生

俗语说"白露身不露",说明白露节气开始,穿衣不能再像夏天般赤身露体,要开始注意保暖,勿穿太过单薄,否则容易受凉或引发旧疾。秋季对应中医五脏的肺,与"悲"的情绪相应,而秋天花草树木凋零,更令人容易悲伤,适宜在此秋高气爽的时节多进行登山等户外运动,来帮助保持愉快的心情,及心肺的气血调和。

白露节气可对足阳明胃经的乳根穴、天枢穴、足三里穴及内庭穴等进行按跷。

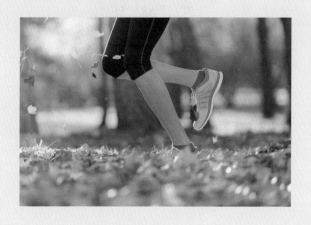

请扫描二维码，
观看演示视频
第十六式
秋分掩耳侧倾式

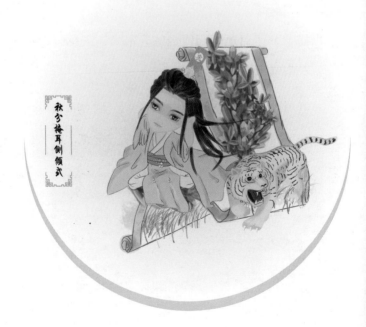

秋分掩耳侧倾式

秋分掩耳侧倾式

肝肺并练，龙降虎伏

秋分是二十四节气中的第十六个节气，也是秋季的第四个节气，一般从每年的9月22日前后开始，至10月7日前后结束。古人认为"秋分者，阴阳相半也，故昼夜均而寒暑平"，所以**秋分与春分的气候类似，也是一年中阴阳最平衡的时期。**在此节气中，天气晴朗而降，地气清爽而升，秋高气爽，昼夜平均。

从人体的角度，**肺与秋季相应，因其在五脏中之位置最高，称为"华盖"，功能主气而秉均衡；同时身体两侧的胁肋部为肝胆所主，而肝胆为半阴半阳，既可从阴，又可从阳，也与秋分节气的自然界变化相应，所以秋分导引术的动作以练肺为主而辅以对肝胆的锻炼，**这点在动作上皆有所体现。

一、导引图解

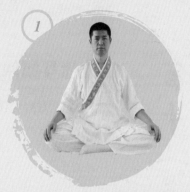

正身端坐，两手覆按两膝，头正颈直，竖脊含胸，目视前方

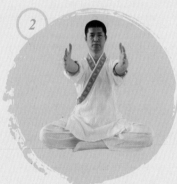

两臂向前抬至与肩平，两臂平行，掌心相对、指尖向前

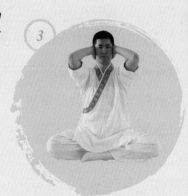

两臂屈肘，两掌掩耳，十指抱头

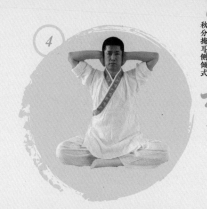

两肘外展，肘尖指向左右
两侧，脊柱竖直，两掌紧
掩两耳

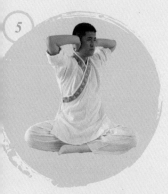

两肘远伸并带动身体向左
水平转动至最大幅度

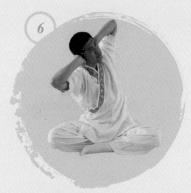

左肘向上、右肘向下，带
动身体向右侧弯曲，以伸
展左胁肋及脊柱，动作到
最大幅度时，略停

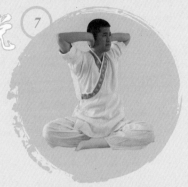

⑦ 两肘带动身体直起

⑧ 两肘带动身体水平向右 回正前方

⑨ 两肘远伸并带动身体向右 水平转动做右侧练习，动 作同左，左右方向相反

⑩ 左右各做一次为一遍， 做三遍

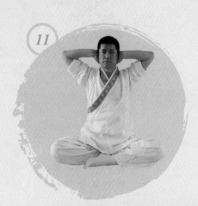

⑪ 身体转回正前方，两掌拔 耳，使耳内"轰隆"作响

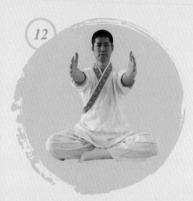

两臂前伸，与肩同高，掌心相对，指尖向前

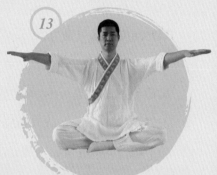

两掌分开向体前左右45°侧伸至与肩相平，掌心向下，目视前方

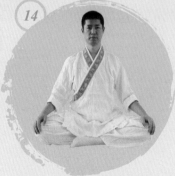

沉肩、坠肘、松腕、舒指，两臂下落、两手还原至覆按两膝，目视前下方，呼吸自然，全身放松

二、医理功用

1. 人们在生活中，常常过于追逐外界的声色和变化，而却忽略了对内在的观察和感知。**秋分掩耳侧倾式中，通过捂住耳朵来阻断对外在的注意，转为倾听自己内在的声音及变化，体察身体内部气机的运行，如此向内的练习也与秋天的收敛之气相应。**

2. **本套导引动作是在扩胸、身体四面伸展、脊柱拔伸的基础上进行的，这几点都帮助打开胸腔，有利于锻炼肺脏功能，益气养肺；侧倾的动作可以伸展胁肋，用以调畅肝气，疏利肝胆。**

3. 动作对脊柱及胁肋的锻炼，可预防颈椎、肩周、腰背的疼痛不适。

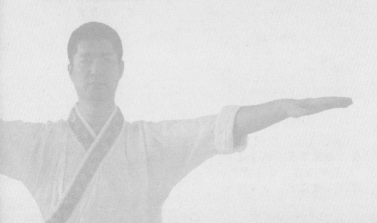

三、节气养生

作为阴阳平衡、昼夜平均的时节，秋分节气的养生原则也以"阴平阳秘"为核心，饮食方面除了偏酸味甘润的食物来帮助敛阴润肺，也要尽量以平和均衡为主，避免过量，或辛辣味重的饮食。起居方面也延续早睡早起，以利阴精收藏，同时进行适宜的户外运动，不但起到强身健体的作用，也有利于在此季节帮助保持良好情绪。

与白露节气一样，秋分节气时可对足阳明胃经的乳根穴、天枢穴、足三里穴及内庭穴等进行按跷。

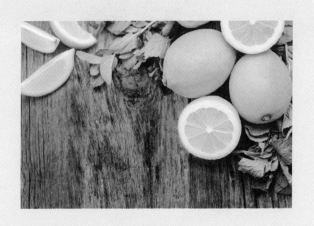

请扫描二维码，
观看演示视频
第十七式
寒露托掌观天式

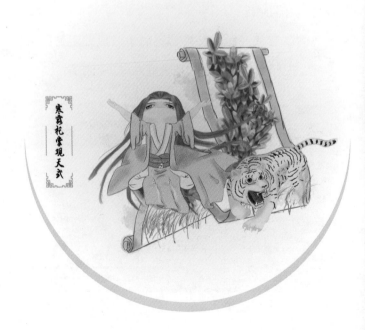

寒露托掌观天式

寒露托掌观天式

甘露灌顶，玉液还丹润心身

寒露是二十四节气中的第十七个节气，也是秋季的第五个节气，一般从每年的 10 月 7 日前后开始，至 10 月 22 日前后结束。寒露节气的气温比白露节气更低，而地面的露水更冷，已将近霜，这个节气标志着天气由凉爽向寒冷过渡，故名寒露。

随着气候逐渐变冷，世间万物开始预备过冬，人体的阳气也开始逐渐收敛，以适应外在自然界的变化，同时需要促进自身阳气的保养，以防寒邪侵袭，这些都是本节气的导引养生重点。

一、导引图解

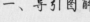

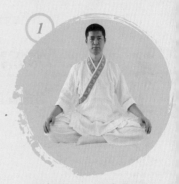

正身端坐，两手覆按两膝，头正颈直，竖脊含胸，目视前方

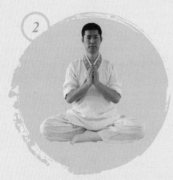

两掌在胸前合掌，目视两手中指指尖

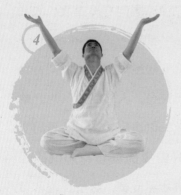

两手中指、食指与无名指、小指与小指依次打开，掌根相接，掌指放松，犹如莲花绽放

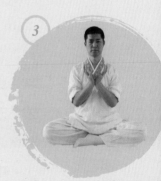

两掌分别向上托举至两臂伸直，同时下颌向上伸展，目视上方

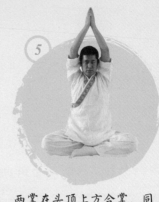

两掌在头顶上方合掌，同时下颏内收、百会上顶、头颈还原，目视前方

两掌再分指、托举，合掌、收回，动作同前，重复练习三次

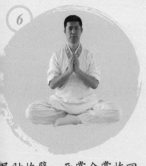

屈肘收臂，两掌合掌收回至胸前

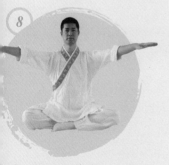

两掌分开向体前左右45°侧伸至与肩相平，掌心向下，目视前方

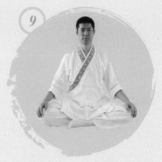

沉肩、坠肘、松腕、舒指，两臂下落、两手还原至覆按两膝，目视前下方，呼吸自然，全身放松

二、医理功用

1. 大自然中的露，无论是雨露还是露水，都是由水汽上升，再凝结下降而成，牵涉到水汽的一升一降，而寒露导引术托掌观天式的动作正是体现了一升一降的内涵，与寒露节气露水凝结的机制相应。首先托掌向上，再合掌下落，如露水下降，沐浴身心。

2. 动作拔伸脊柱及胸腹，起到升降真气的作用，可以调畅身心。

三、节气养生

寒露节气，天气渐冷，加上秋季原本气候干燥，最容易引发呼吸系统不适，或因季节性的感冒导致慢性病复发，此时更应该注意饮食起居的保养，饮食以滋阴润燥、益肺健脾为主。所谓"寒露不露脚"，说明这时开始需更注意保暖，特别是脚部，在家中或睡眠时更不可忽略。秋意渐浓，心情特别容易不稳定，所以也要继续适当的运动，并保持心情开朗。

寒露节气可对足太阳膀胱经的肾俞穴、委中穴、承山穴及昆仑穴等进行按跷。

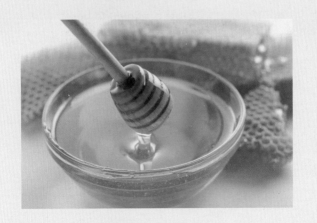

请扫描二维码，
观看演示视频

第十八式
霜降两手攀足式

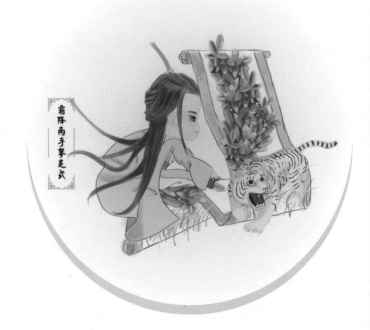

霜降两手攀足式

霜降两手攀足式

寒凝露降，气敛丹凝

霜降是二十四节气中的第十八个节气，也是秋季最后一个节气，一般从每年 10 月 22 日前后开始，至 11 月 7 日前后结束。霜降节气，大自然的阳气逐渐收敛并藏匿起来，所以天气开始寒冷，日夜温差较大，地面的水汽突然遇到冷空气则凝结成霜，故名霜降。

霜降作为秋季最后一个节气，不仅与肺脏相应，也因为天时渐冷、接近冬天而加入对肾脏的练习，因肾脏与冬季相应，并且金水相生，肺属金而肾属水；同时也因为每个季节的最后 18 天亦与脾相应，所以霜降导引术中也包含了对脾胃的锻炼。

一、导引图解

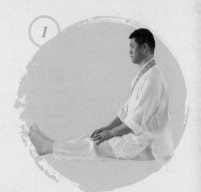

正身平坐，两腿自然前伸，两手覆按两膝，竖脊含胸，目视前方

两掌侧伸至约与肚脐相平，小指在上、大指在下，掌心向后

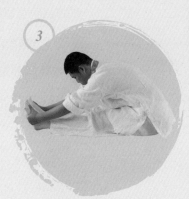

百会领动、俯身向前，同时两臂外旋、两手顺势向前握持两足

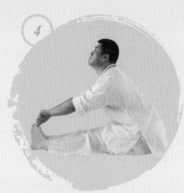

两手捏持两足第一、第二脚趾并向内拉，足尖内勾；同时下颌向前、向上伸展，伸腰，目视前上方

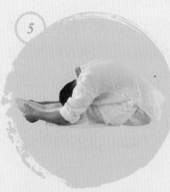

收下颌、顶百会，身体前俯并尽力向两腿靠拢，同时两手恢复成握持两足的姿势，足尖前伸，脚背绷直

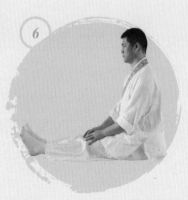

重复练习 4～5 的动作 3 次，然后还原成正身平坐、两掌覆按两膝的姿势，呼吸调匀，目视前方

二、医理功用

1. 霜降两手攀足式的动作，通过两手抓足来达到阴阳相交、心肾互补的作用，因手属阳、属心，而脚属阴、属肾，伸腰及俯身的动作皆可拔伸脊背、伸展腿部筋肉，起到柔筋健骨的作用，腰部及脊柱皆属肾，而筋属肝。同时，俯身伸脊的动作亦对胸腹部有锻炼作用，对胸腹腔内的肺脏及脾胃皆是很好的练习。

2. 动作有效锻炼腰背及腿部，有强健腰腿、滋养肾脏的作用，为入冬后的肾脏练习做好准备及打好基础。

三、节气养生

霜降节气，气温下降，是秋冬的过渡期，要注意添衣保暖。饮食开始加入健脾暖胃之品，减少冷硬食物，山芋、山药、藕、柿子等都是当季宜吃的蔬食；俗语说"补冬不如补霜降"，说明在此节气可以适当进补来帮助身体应对即将来临的冬季寒冷天气。

与寒露节气一样，霜降节气时可对足太阳膀胱经的肾俞穴、委中穴、承山穴及昆仑穴等进行按跷。

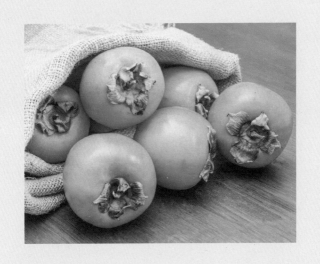

请扫描二维码，
观看演示视频
第十九式
立冬挽肘侧推式

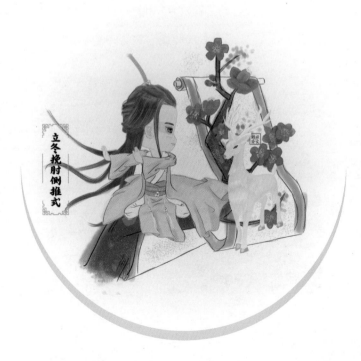

立冬挽肘侧推式

第十九式

立冬挽肘侧推式

暗运心阳，散寒气

立冬，是二十四节气中的第十九个节气，也是冬季的第一个节气，一般是从每年的 11 月 7 日前后开始，到 11 月 22 日前后结束。立，是建立、开始的意思；冬，是结束，收敛与归藏之意。立冬，既有冬季开始的意思，同时也有一年将要结束、万物收藏的意思。**立冬时节，大自然及人体的阳气都开始逐渐的蛰伏与藏匿起来。从外而看，好似一片萧条与死寂，但其内里则生生不已、如如不动，蕴藏着无限的生机。此亦阴中有阳、静中有动之意也。**

从人体角度而言，冬气通于肾，从立冬开始，应格外注重对肾脏的保养。**根据脏腑关系，心在五行属火而居于上，肾在五行属水而居于下，要想肾的功能正常，宜使心气下降以温煦肾水，使其不至过于寒冷，**经云"投火入水"之法。丹医理论认为，人的手臂属心、属阳，人的腿足属肾、属阴，故冬季导引术皆以手足动作练习为主，尤以立冬、小雪、大雪、冬至等节气的导引术更具有代表性。

一、导引图解

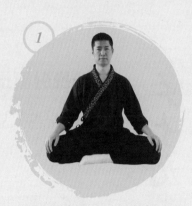

正身端坐，两手覆按两
膝，竖脊含胸，目视前方

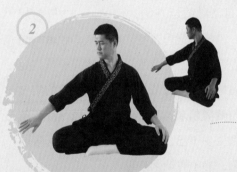

右掌侧伸，经体前划弧至
掌心轻按于左肘内侧

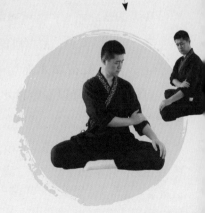

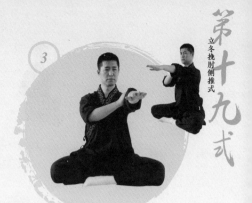

左手中指带动左臂前伸至
与肩平

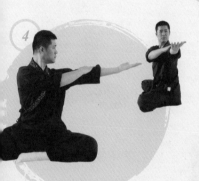

左臂水平外展，同时外
旋，转掌心向上，身体随
之左转

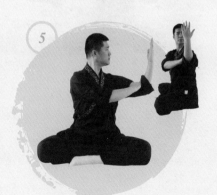

左臂屈肘内收，右掌松开
并屈肘内收，两掌立于肩
前，掌心相对，指尖向上

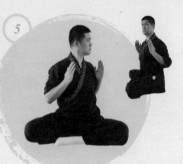

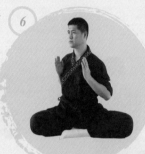

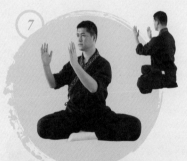

身体向右转至极限

先展肩扩胸，再沉肩伸臂、两掌前推，两臂平行，与肩同高，掌心向前、指尖向上，力达掌根；同时头面水平向左转至极限，目视左前方

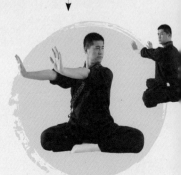

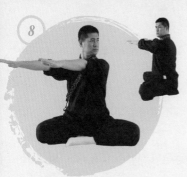

（8）

指尖前伸成掌心向下

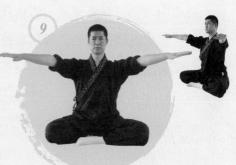

（9）

左掌向左前水平伸展，同时
头颈转回正前，两臂向体前
左右 45° 侧伸至与肩相平，
掌心向下，目视前方

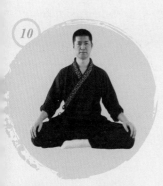

（10）

沉肩、坠肘、松腕、舒
指，两臂下落、两手还原
至覆按两膝，目视前下
方，呼吸自然，全身放松

（11）

进行对侧练习，动作同
前，左右方向相反

（12）

左右各做一次为一遍，共
做三遍

二、医理功用

1. 人的手位于上焦，属心、属阳；足位于下焦，属肾、属阴。**立冬导引术侧重于手足的练习，起到补益心阳之气，温煦肾阴，防止肾水过寒，达到心肾相交、水火既济的功效。肾气功能增强，可改善失眠、记忆力减退等症。**

2. 身体左右转动，可以起到调整带脉，调和肝胆的功效，有利于改善心情抑郁、精神萎靡不振等症状，并有助于治疗妇科疾患。

3. 对于提高颈、肩、腰、脊等部位的功能及防治相关疾病有明显的效果。

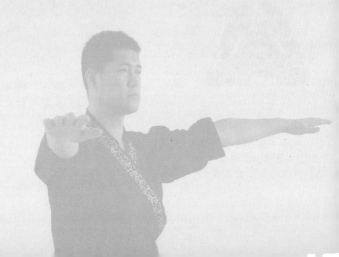

三、节气养生

《素问·四季调神大论》中记载："无扰乎阳，早卧晚起，必待日光"，《千金要方·道林养性》中记载："冬时天地气闭，血气伏藏，人不可作劳汗出，发泄阳气"，强调的都是大自然在寒冷冬季中，阳气处于潜藏状态，人体应顺应自然，不要过度干扰并尽量收敛阳气。在起居方面应早睡晚起，保证充足的睡眠，有利于阳气潜藏，阴精蓄积。衣着的厚薄、居室温度的高低宜适中，衣物过多过厚或室温过高都有碍阳气在体内潜藏，容易导致机体遭受风邪寒毒侵袭而引发各种疾患。

立冬节气在饮食方面应少食生冷性寒的食物，多吃滋阴潜阳、热量较高、具有御寒功效的食物，以利温补、滋养五脏，扶正固本，培育元气，使身体更强壮而具备很好的御寒能力，减少疾病发生。

立冬节气，可对足厥阴肝经的行间穴、太冲穴、章门穴、期门穴等进行按跷。

请扫描二维码，
观看演示视频
第二十式
小雪蛇行蜎动式

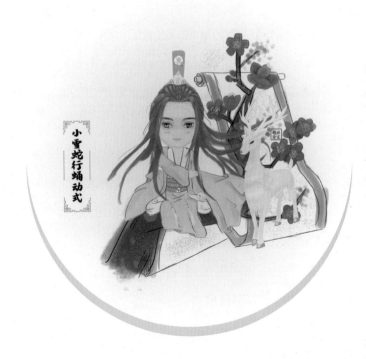

小雪蛇行蜎动式

小雪蛇行蛹动式

节节贯通，臂通六脉行气血

小雪，是二十四节气中的第二十个节气，也是冬季的第二个节气，一般是从每年的 11 月 22 日前后开始，到 12 月 7 日前后结束。小雪时节，由于天气寒冷，降水形式由雨变为雪，与下一个节气相比较，雪量及下雪次数都较少，故分为小雪、大雪。

依据四季与脏腑的对应，冬季与肾脏相应，导引练习理应偏重属于肾脏的下肢，但立冬及小雪节气**的导引术却是以属于心脏的上肢动作练习为主，这正是中医学中心肾相交、水火既济理论的具体运用和体现**，也为其后大雪、冬至等节气导引术手足并练的方法打下基础。

一、导引图解

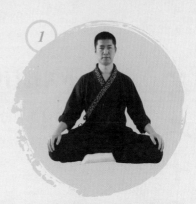

正身端坐，两手覆按两
膝，竖脊含胸，目视前方

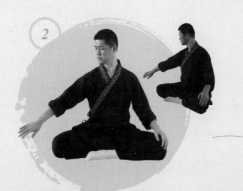

右掌侧伸，经体前划弧至
掌心轻按于左肘内侧

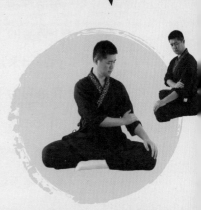

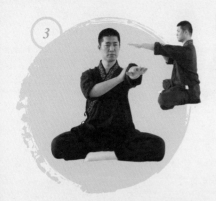

左中指带动左臂前伸至与
肩平

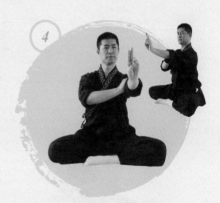

左手指尖远伸并坐腕成
"剑诀",食指、中指指尖
向上,手心向前,目视
指尖

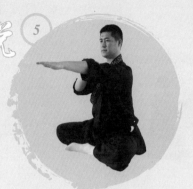

剑诀指尖向前伸展，同时小
指、无名指、大指弹开并前伸
成掌，掌心向下，目视前方

左肩依次催动左臂、肘、
腕、掌、指，呈波浪式向
前伸展，节节贯通，如蛇
行蚕蛹，重复练习三次

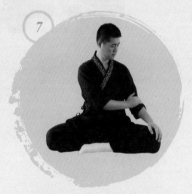

左臂沉肩、坠肘、松腕、
舒指，下落还原，左手覆
按左膝

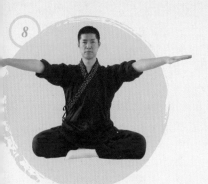

⑧

右掌松开，两臂向体前左
右 45° 侧伸至与肩相平，
掌心向下，目视前方

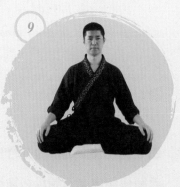

⑨

沉肩、坠肘、松腕、舒
指，两臂下落、两手还原
至覆按两膝，目视前下
方，呼吸自然，全身放松

⑩

进行对侧练习，动作同
上，左右方向相反

⑪

左右各做一次为一遍，共
做三遍

二、医理功用

1. 人体四肢为脾所主，脾土旺盛，则四肢健壮而有力。丹医理论认为，上肢属于心，心属火而主神明，故上肢灵动而善巧，所以人们常说"心灵手巧"；下肢属肾，肾属水而主骨、主力，故下肢沉稳而有力。本式动作下肢盘坐，上肢蛹动，既锻炼下肢的沉稳，也锻炼上肢的灵活。

2. **蛇行蛹动是肩、肘、腕、指协调画圆的运动，使气机在关节窍位的开合运动中得到激发，经常修习能够使体内之气循经络徐徐而生、循循而行，**有利于疏通手三阴、手三阳六条经脉的气血，改善微循环，对手指麻木、疼痛，手脚冰凉以及肩臂等疾患有很好的作用。

3. 小雪导引术通过上肢的蛇行蛹动，导引气血达于手指末梢，能升阳益气，提高人体抗寒耐寒能力。

三、节气养生

小雪节气，气温急剧下降，并且变得干燥，宜适量多吃温补性食物和益肾食品，如羊肉、牛肉、鸡肉、腰果、芡实、山药熬的粥等；多吃炖食和黑色食品对身体也有很大的益处。在此节气前后，天气时常阴冷晦暗，光照较少，容易引发或加重精神方面的不适，应注意调畅情绪。在饮食方面添加粗粮、谷物颗粒、酵母、动物肝脏及水果等富含 B 族维生素的食物，对改善不良情绪及抑郁症也大有裨益。

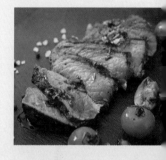

这时北方开始供暖，外面寒冷，屋里暖和，温差比较大，要注意增加室内的湿度。

小雪节气，可以对足厥阴肝经的行间穴、太冲穴、章门穴、期门穴等进行按跷。

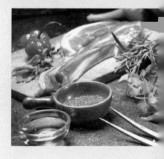

请扫描二维码，
观看演示视频
第二十一式
大雪活步通臂式

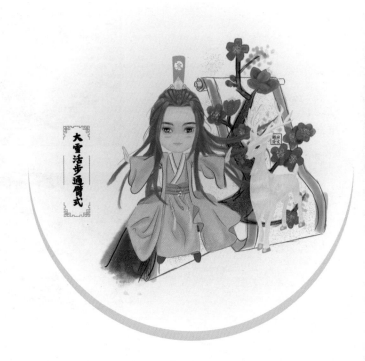

大雪活步通臂式

大雪活步通臂式

上下相随，心肾并练温煦周身

大雪，是二十四节气中的第二十一个节气，也是冬季的第三个节气，一般是从每年的 12 月 7 日前后开始，到 12 月 22 日前后结束。古人说："大者，盛也，至此而雪盛矣"，与小雪节气相对而言，故曰大雪。

活步通臂式中"活"与"通"两字反映出大雪节气的导引原则。**大雪节气是冬季降水的一个时令，这个时候人体需要"活"筋骨以"通"气血，从而抵御风寒，实现对人体进行再次"浇灌"。**

一、导引图解

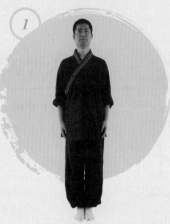

两脚并拢站立，两臂自然
下垂，头正颈直、竖脊含
胸，目视前方

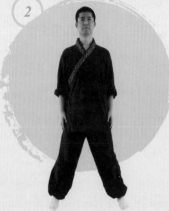

左脚向左开步，略宽于
肩，两脚平行，脚尖向
前，同时中指带动两臂侧
伸至与肩相平成一字，掌
心向下

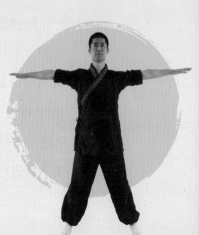

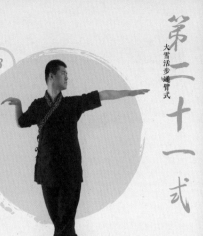

右脚经左脚后向左"插步"，同时左肩催动左臂、肘、腕、掌、指依次向左水平伸展，节节贯穿，力达指尖，右臂随之内收，头颈左转，目视左侧

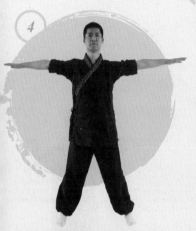

左脚向左开步，同时两臂伸展成一字，头颈转正，目视前方

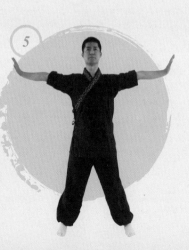

十指向远、向上伸展并顺势立掌，掌心向外，指尖向上，以掌根带动两臂尽力远伸

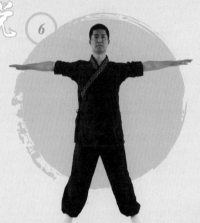

十指远伸，两掌放平，还
原成一字

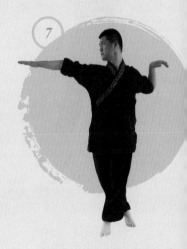

左脚经右脚前向右侧"盖
步"，同时右肩催动右
臂、肘、腕、掌、指向右
水平伸展，节节贯穿，力
达指尖，左臂随之内收，
头颈右转，目视右侧

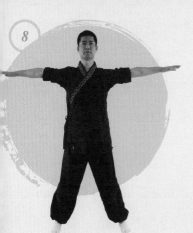

（8）

右脚向右开步，同时两臂
侧伸成一字，头颈转正，
目视前方

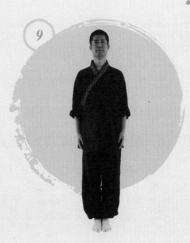

（9）

指尖远伸、两臂下落还
原，同时左脚收回，并步
站立

（10）

进行对侧练习，动作同
前，左右方向相反

（11）

左右各做一次为一遍，共
做三遍

二、医理功用

1. 大雪活步通臂式，是二十四节气导引术中两个站式导引术之一，也是唯一有步法、身法变化练习的导引术。从外而言，以锻炼腰腿、肩臂为主；对内而言，则以调补心肾为主，与大雪节气相应。

2. 两臂的蛇形蠕动与小雪导引术相类似，节节贯通，步法则有插步、盖步、左右变换，动作上下相随。**蛇行蠕动可以有效疏通手三阴、手三阳经脉，促进阴阳经脉气血交汇；而步法的练习，可以提高腰、腿的灵活性，达到补肾、壮腰、健腿的功效。**

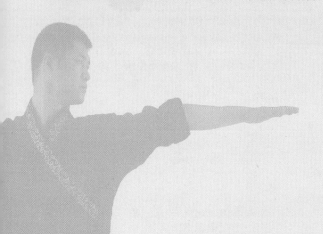

三、节气养生

冬季是身体进补的大好时节，大雪至冬至期间，可食用羊肉、枸杞、大枣、山药等能滋阴补血、补益肝肾、生津除烦、滋补强身的食物。

大雪时节，阴盛阳衰，昼短夜长，天寒地冻，雪花飘扬，寒气袭人。万物生机潜藏，不宜扰动阳气，锻炼方面应动中求静，保持心情沉静愉悦，起居方面应早睡晚起，衣着应注意保暖，避免受寒，居室温度宜保持适宜温度与湿度。

大雪节气可对足少阴肾经的涌泉穴、太溪穴、阴谷穴、四满穴等进行按跷。

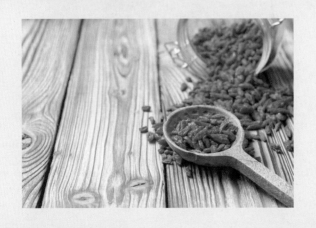

请扫描二维码，

观看演示视频

第二十二式

冬至升嘶降嘿式

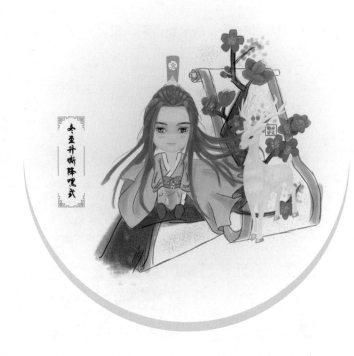

冬至升嘶降嘿式

冬至升嘶降嘿式

一阳来复，投火入水温腰肾

冬至，是二十四节气中的第二十二个节气，也是冬季的第四个节气，一般是从每年的 12 月 22 日前后开始，至次年 1 月 5 日前后结束。至者，极也，冬至顾名思义，就是寒冷的冬天到达极点的时节。

冬至这一天是地球北半球一年中日照时间最短，也就是白天时间最短、夜晚时间最长的一天，所以是一年中"阴"最旺的时候。根据物极必反、阴极必阳的理论，所谓：阴极之至，阳气始生。所以从冬至这一天开始，阳气开始逐渐回升，故人们常说"冬至一阳生"。

冬至升嘶降嘿式，根据人体初阳始升这一特点，在手足并练的同时，加入了升气嘶字诀、降气嘿字诀呼吸吐纳的口诀练习，使体内真气先升后降，从而达到温肾助阳、强健腰腿的功效。正如古诀所云："升则嘶嘶，降则嘿嘿，开合一如，结丹在兹"。

一、导引图解

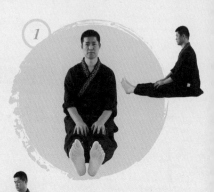

正身平坐，两腿自然前伸，两手覆按两膝，竖脊含胸，目视前方

两手张开成"鹰爪"（鹰爪图），然后屈指内扣成"虎爪"（虎爪图），顺势抓扣两膝盖骨，并向上提拉，两腿借力屈膝内收至胸前，脚跟着地，同时吸气念"嘶字诀"并收腹提肛，略停

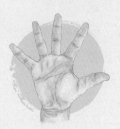

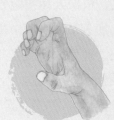

鹰爪　　　　　　虎爪

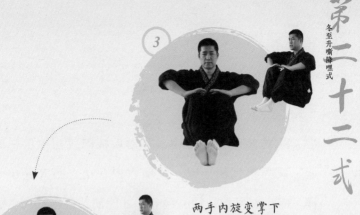

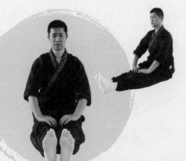

两手内旋变掌下按，两腿借势伸直，同时呼气念"嘿字诀"，全身放松

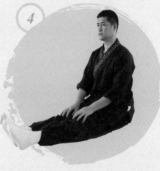

两掌外旋成指尖向前，略停，体会掌心热力向两膝深处传导

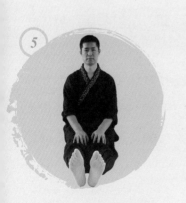

重复2～4的动作，练习3～6次后，还原成正身平坐的姿势

二、医理功用

1. 传统养生修炼中，非常重视阳气初生这一时期。认为阳气初生时，就像农民育苗、妇人怀孕一样，需小心保护，精心调养，才能使其逐渐壮大。因为只有人体内的阳气充足，才会达到祛病延年的目的，所以每日的子时、每年的子月（即冬至）在养生学中都有着重要的地位。若能从此时起，顺应阳生阴敛之势进行导引、食饵、药物等一系列的养生保健，则势必收到事半功倍的效果，故冬至养生为历代养生家所重视。

2. 该动作可以强壮腰、腿、膝的功能，防治腰痛、膝关节痛等相关疾病。

3. 冬至导引术，这种呼吸方法可以加强提升真气、沉降真气的控制能力，并可使心气下降、肾气上升，加强体内外先后二天之气的交融，达到补肾壮腰、养心、益肺的功效。

三、节气养生

　　冬至到小寒及大寒，是一年中最冷的时节，在起居方面应注意防寒保暖。气温降到 0℃以下时，要及时增添衣服，衣裤既要保暖性能好，又要柔软宽松，不宜穿得过紧，以利血液流畅。从医学上讲，该节气饮食宜多样，谷、果、肉、蔬合理搭配，适当选用高钙食品，宜食温热之品保护脾肾；食宜清淡，不宜吃浓浊、肥腻和过咸食品，吃饭宜少量多餐。

　　与大雪节气一样，冬至节气可对足少阴肾经的涌泉穴、太溪穴、阴谷穴及四满穴等进行按跷。

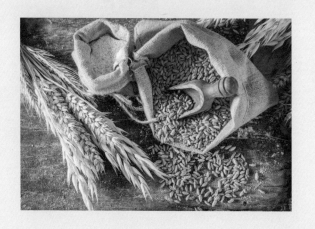

请扫描二维码，
观看演示视频
第二十三式
小寒只手擎天式

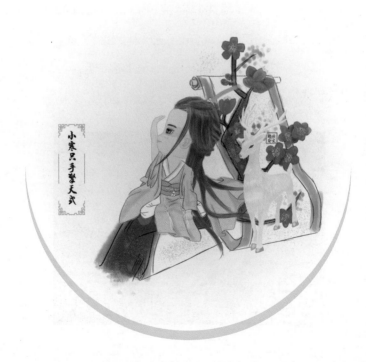

小寒只手擎天式

小寒只手擎天式

阴中炼阳，抵御冬寒

小寒，是二十四节气中的第二十三个节气，也是冬季的第五个节气，一般是从次年的 1 月 5 日前后开始，到次年 1 月 20 日前后结束。所谓小寒，是与下一个节气的大寒相对而言，天气虽然还未冷到极点，但已非常寒冷。

根据阴极必阳的理论，小寒时节，虽然寒冷至极，阳气却已开始渐渐回升。所以在小寒只手擎天式的导引动作中，不仅有强壮腰肾作用的动作练习，同时也加入了拔伸、托举等有利于生发阳气的动作，体现了阴极而阳的自然之理。

一、导引图解

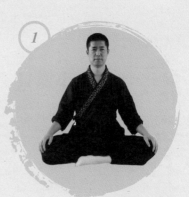

正身端坐，两手覆按两膝，竖脊含胸，目视前方

两掌侧伸至约与肚脐同高，小指在上、大指在下、掌心向后

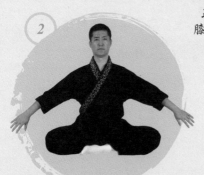

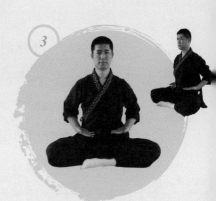

两臂外旋，经体前划弧并屈肘内收至腰间，掌心向上，目视前方

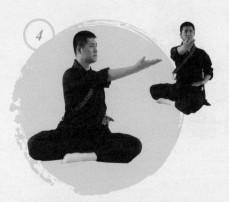

右掌向左侧穿掌，力达指尖，右掌略高于左肩，同时身体随之左转，目视右掌指尖

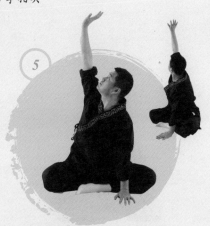

右臂外旋并转掌向上托至头顶上方，掌心向上，指尖向左，头身随之仰转，目视右掌；同时，左臂内旋、前伸并转掌向下按至地面

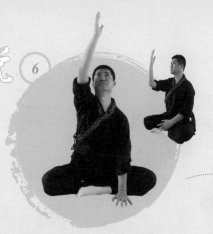

右臂松肩坠肘，经体前慢慢下收
至腰间，同时左掌收回腰间，两
掌心向上，头颈转正，目视前方

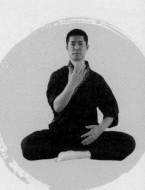

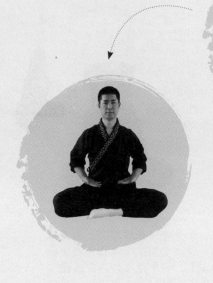

进行对侧练习，动作同
前，左右方向相反

⑧

左右各做一次为一遍，共
做三遍

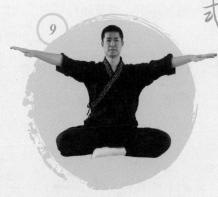

⑨

两臂向体前左右 45° 侧伸
至与肩相平，掌心向下，
目视前方

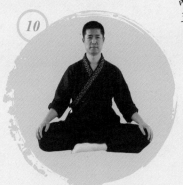

⑩

沉肩、坠肘、松腕、舒
指，两臂下落、两手还原
至覆按两膝，目视前下
方，呼吸自然，全身放松

二、医理功用

1. **小寒只手擎天式，有助于人体阳和之气的升发、布散，使身体得到温煦而抵御寒冷。**

2. 通过左右转动，拔伸脊柱的动作，可以改善腰部及脊柱的功能，增强体质；对腰部的拉伸可以调理带脉，有益于消除腰腹部赘肉，补肾益精，调经益血；对胁肋的拔伸则可以疏肝理气，和胃健脾，增强消化系统功能。整套动作能有效防治和缓解颈、肩、肘、腰等相关部位疾患。

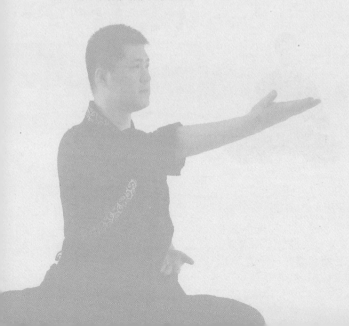

三、节气养生

小寒时节，应多进食温热食物补益身体，比如牛羊肉、海参等。起居方面要注意防寒保暖。人体应与冬藏之气相应，早睡晚起，适量运动，减少阳气消耗，做一些和缓的肢体导引运动，也可以在户外进行一些如慢跑、跳绳、踢毽子等活动。不宜加大体能消耗，致使体肤开泄、出汗耗阳。但冬季的锻炼应根据当日的天气情况，避免在大风、大雪、大雾、极寒天气中锻炼。

小寒节气，可对足太阴脾经的三阴交穴、阴陵泉穴、血海穴、大包穴等进行按跷。

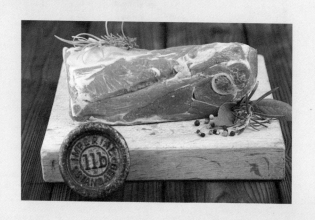

请扫描二维码，
观看演示视频——
第二十四式
大寒单腿地支式

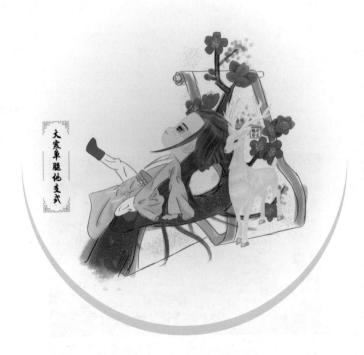

大寒单腿地支式

大寒单腿地支式

强腰健腿，驱散严寒

　　大寒，是二十四节气中的最后一个节气，也是冬季的最后一个节气，一般是从次年的 1 月 20 日前后开始，到 2 月 5 日前后结束。大寒也是一年中最冷的节气，古人说"寒气之逆极，故谓大寒"，是天气寒冷到极点的意思。

　　根据阴阳学说的理论，物极必反、阴极必阳，此时自然界虽然冰天雪地、寒冷无比，却蕴含着无限生机，阳气也是"蠢蠢欲动"，以待又一年春天的到来。大寒单腿地支式中更增加了诸如搜裆腿、翘剪式、海底针等下肢的练习，使动作具有滋养肝肾、强壮腰腿、增强膀胱气化的功能，发动肾中真阳，以应大寒之气。

一、导引图解

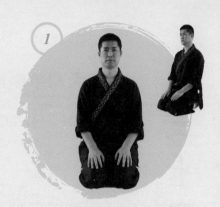

正身跪坐，两手覆按于两
腿上，头正颈直，竖脊含
胸，目视前方

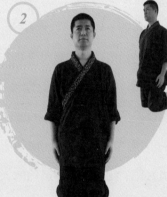

下巴内收、百会上顶，带
动身体直起成跪立

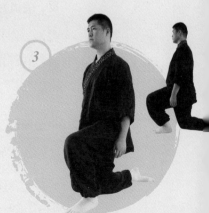

左脚前踏，目视前方

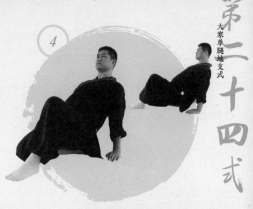

重心后移并坐于右脚跟上，上身后仰，同时两手顺势支撑于身体两侧，掌心按地，指尖向前，目视前上方

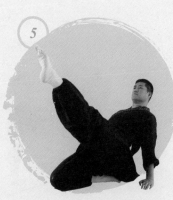

左脚缓缓向前上方踢出，左腿伸直，脚背绷直，目视脚尖

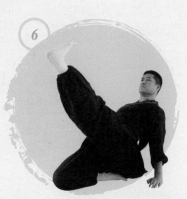

左脚尖尽力内勾，略停

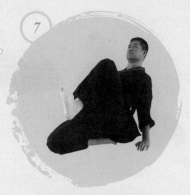

左腿屈膝内收至胸前

重复7、8的动作三次

左脚跟用力向前上方慢慢
蹬出，力达脚跟

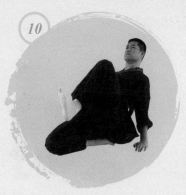

左腿收到胸前后，左脚下
落踏地，重心前移，两手
离地，成跪立，左腿收
回，成跪坐，目视前方

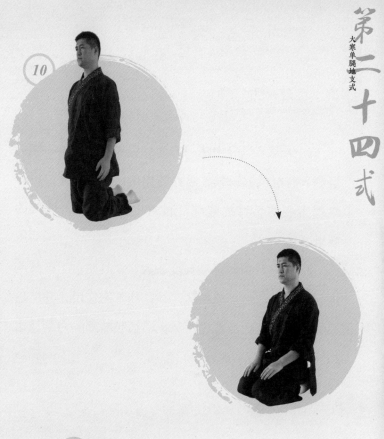

(10)

(11)

进行对侧练习，动作同
前，左右方向相反

(12)

左右各做一次为一遍，共
做一到三遍

二、医理功用

1. 大寒节气导引法一方面加强属于肾的腰、腿的锻炼，有沉气、敛气、温养等作用；另一方面，也有对属于心的手臂的锻炼，起到生气、升气、炼气的效果。

2. 大寒导引术运动强度偏大，尤其是对于下肢的练习，可以达到强健腰腿，补肾壮骨的作用，并能疏通腿部阴阳经脉及奇经八脉，增强腰腿部的力量及柔韧性，防治腰腿疾患。

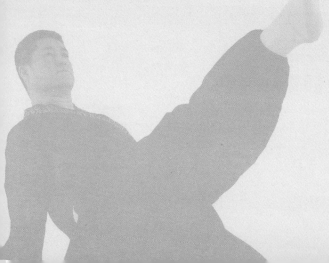

三、节气养生

大寒节气是冬令进补的好时机，但无论药补还是食补，都应结合自己的体质或病症进行。饮食应遵守滋阴潜阳的冬季饮食原则，宜减咸增苦以养心气，使肾气坚固，切忌黏硬、生冷食物，宜热食，以防损害脾胃阳气。但燥热之物不可过食，食物的味道可适当浓一些，要有一定分量的脂类，以保持身体的热量。

起居方面，大寒时节要顺应冬季闭藏的特性，早睡晚起。俗语说"寒从脚起，冷从腿来"，腿脚一冷则全身皆冷，所以在本节气的导引练习中非常注重腰腿的练习。除了防寒之外，也须防风。另外，在进行导引锻炼或其他体育活动前需要做充分的准备活动，如慢跑、搓脸、拍打全身肌肉等。

与小寒节气一样，大寒节气可对足太阴脾经的三阴交穴、阴陵泉穴、血海穴、大包穴等进行按跷。

后 记

2017 年夏，酝酿多时的《二十四节气导引养生法——中医的时间智慧》彩图升级版终于与广大读者见面，随着这套传统导引养生法的传播而成长和进步的我们，非常欣喜地看到此书能重新以更清晰而更方便学习的方式展现给读者。高兴之余，我们又匆匆投入了《图说二十四节气导引养生法》一书的整理，也就是现在大家所看到的这本。

经历多年自己练习和教学的磨砺，二十四节气导引养生法的名称、动作虽都已烂熟于心，却犹记刚跟随张老师学习时对于动作和名称的理解与记忆也着实混乱了一阵子。与其他导引法相比，二十四节气导引法简单明了，却因每组动作各自独立又有一些相似的细节不容易记忆，常常会混淆。为此，我们将动作和功用等核心内容进行提炼简化，编辑了这本小书，对于练习者会是非常有用的小工具，可以随身携带，便于随时翻阅、帮助学习，而初学者也可以藉由此书一窥二十四节气导引养生法的概貌。

对于身为中医师的我们，二十四节气导引养生法的妙处在于不仅可以通过自身的练习去体悟季节的轮回交替，更可以借由观察病人练习后的反应，去了解人体是如何通过自我的内在调整来适应自然界的变化。在习、诊、教的实践中，我们越来越体会到这套导引法不仅是顺时养生的智慧，更是妙不可言的防病、祛病方法，是中医"天人合一"和"治未病"思想的最佳体现。

在这种体悟的感召下，我们不断努力把传统养生智慧与中医临床实践相结合，希望能将导引作为中医的名片带到全世界。

《庄子·知北游》中记载："天地有大美而不言，四时有明法而不议，万物有成理而不说"，而我们却可通过二十四节气导引养生法来切身感受天地之美、四时万物之理法。在本书即将付梓之际，我们愿这套历时千年的方法能继续服务人类，守护大众健康。

代金刚 李云宁 王颖辉

2018 年 5 月 1 日